Anleitung zu den Physiologischen Übungen

für Studierende der Medizin

Von

Wilhelm Trendelenburg

Vierte Auflage

Mit 32 Abbildungen

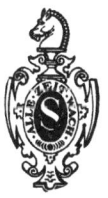

Berlin
Springer-Verlag
1945

ISBN-13:978-3-642-90476-9   e-ISBN-13:978-3-642-92333-3
DOI: 10.1007/978-3-642-92333-3

Alle Rechte, insbesondere das der Übersetzung
in fremde Sprachen, vorbehalten.
Copyright 1938 by Springer-Verlag OHG. in Berlin.

Dem Andenken meines Lehrers

Johannes v. Kries

in Dankbarkeit gewidmet

Vorbemerkungen.

In der vorliegenden Anleitung[1] zum physiologischen Praktikum, deren Text möglichst knapp gefaßt wurde, ist nicht beabsichtigt, eine vollständige Darstellung aller methodischen und technischen Einzelheiten zu geben, oder gar die zu beobachtenden Erscheinungen zu beschreiben. Es wird vorausgesetzt, daß die Teilnehmer sich auf den Stoff vorbereiten. Im übrigen sollen sie eben beobachten lernen. Der Durchschuß mit weißen Blättern hat sich uns seit vielen Jahren sehr bewährt zur geordneten Aufschrift der Ergebnisse von Beobachtung und Messung, sowie der Erläuterungen des Praktikumleiters.

Die Teilnehmer sind in Gruppen eingeteilt. In jedem der fünf großen Praktikumsäle werden 10 Gruppen mit gleichem Stoff an 10 Aufstellungen gleicher Art unterrichtet. In jedem Saal wird ein anderer Gegenstand unterrichtet. Es kann daher nicht für alle Teilnehmer die Reihenfolge eingehalten werden, in welcher die Anleitung abgefaßt ist.

Unser Praktikum entspricht dem in § 25 (4) der Prüfungsbestimmungen von 1939 angeführten allgemein-physiologischen Praktikum. Das physiologisch-chemische Praktikum wird im physiologisch-chemischen Institut abgehalten. Es sind also bei der Meldung zur ärztlichen Vorprüfung zwei getrennte Bescheinigungen beizufügen, welche auch in zwei verschiedenen Semestern erworben werden können. Das *physiologische Hauptpraktikum* wird wöchentlich zweimal $2^1/_2$ stündig abgehalten. Der Stoff ist auf 31 Einzelpraktika verteilt, von denen im kürzeren Sommersemester einige ausfallen müssen. Vor 12 Jahren habe ich in Berlin eine zusätzliche Unterrichtsveranstaltung eingerichtet, das *Ergänzungspraktikum*. Es findet wöchentlich einmal zweistündig statt, und zwar völlig gebührenfrei. Einige der hier angegebenen Aufgaben werden im Hauptpraktikum fortgelassen und im Ergänzungspraktikum ausführlicher behandelt.

---

[1] Die Entstehung der Anleitung ist in den Vorbemerkungen zur ersten Auflage dieser Schrift, 1938, dargestellt.

Immerhin ist es für den Studierenden von Wert, schon in der Anleitung des Hauptpraktikums auf weitere Methoden hingewiesen und zu deren Studium angeregt zu werden. Bedauerlicherweise ist es sehr schwer, für das Ergänzungspraktikum eine allen Studierenden, die teilnehmen möchten, passende Zeit zu finden. Immerhin hatten wir im Ergänzungspraktikum schon über 100 Teilnehmer. Die Übungsaufgaben gehen dort zum Teil noch tiefer in Fragen der Physiologie des Menschen und in klinische Fragen hinein, zum Teil behandeln sie Methoden von noch größerer Genauigkeit. Aber auch die Aufgaben des Hauptpraktikums werden mit Einrichtungen gelöst, die bei hinreichender Übung einen recht beträchtlichen Grad von Genauigkeit des Ergebnisses ermöglichen. Für den angehenden Arzt ist es sehr wichtig, neben der Beobachtung der *Art* des Vorgangs von vornherein die Messung seiner *Größe* zu erlernen.

Wer meine Ansicht über die Bedeutung der Physiologie für die Medizin, über die Aufgaben des physiologischen Unterrichts, insbesondere den praktischen Unterricht, über die Frage des Werts von Versuchen an niederen Tieren erfahren will, sei auf meine früheren Ausführungen[1] hingewiesen. Hier sei nur noch hinzugefügt, daß eine Anleitung zu physiologischen praktischen Übungen immer ein eigenes Gesicht haben wird. Mir scheint, es kommt weniger darauf an, was im einzelnen der Studierende selbst ergründet, als daß er an Beispielen den allgemeinen Weg physiologischer Forschung und ihrer Anwendung auf ärztliche Fragen begreift.

Daß in der neuen Studienordnung von 1939 ein vorausgehendes physikalisches Praktikum zur Pflicht gemacht wird, ist sehr zu begrüßen. Ich war seit über 20 Jahren dafür eingetreten. Es sei auch hier darauf hingewiesen, daß ein physikalisches Praktikum keineswegs eine Mehrbelastung darstellt, wie vor langer Zeit einmal als Antwort auf meine Bemühungen behauptet wurde, sondern im Gegenteil eine große Erleichterung. Der angehende Arzt muß eben in erster Linie in der *Anschauung* unterwiesen werden, von dem Standpunkt des anschaulichen Erfassens aus in das Verständnis eindringen.

---

[1] TRENDELENBURG, W.: Die vergleichende Methode in der Experimentalphysiologie, Jena 1913. — Arzt und Mediziner, Klin. Wschr. 1927, Nr. 11. — Naturwissenschaft und Heilkunde, Klin. Wschr. 1928, S. 2452. — Die Aufgaben des physiologischen Unterrichts in der ärztlichen Ausbildung, Medizin. Klinik 1930, Nr. 20. — Die Beziehungen der Physiologie zur Physik, Nov. Acta Leop. N. F. 2, Halle 1934. — Praktisch wichtige Fragen, Methoden und Ergebnisse der neueren Physiologie, Jahreskurse f. ärztl. Fortbildung 1937, Septemberheft.

Man wird an einigen Stellen in dieser Anleitung etwas mehr Übungsstoff finden, als in nur zweimal 2½ Wochenstunden in nur einem Semester durchgenommen werden kann. Aber auch bei der zur Verfügung stehenden Zeit ist es gut, für alle Fälle etwas mehr Stoff vorzusehen, weil die einzelnen Gruppen die Aufgabe etwas verschieden schnell erfassen und gut durchführen, und weil vielleicht gelegentlich aus äußeren Gründen einmal, etwa wegen vorübergehendem Mangel an Versuchstieren, die eine oder andere Aufgabe ganz oder teilweise ausfallen muß. *Dem Studierenden kann aber nur dringend geraten werden, auch die ausgefallenen Aufgaben an Hand der Anleitung und des in der Vorlesung Gesehenen und Gelernten durchzuarbeiten.*

Vor allem gilt es, sich selber von dem im Praktikum bearbeiteten Stoff und erarbeiteten Anschauungen und Vorstellungen Rechenschaft zu geben. Am besten ist es, wenn der Studierende, wie es erfreulicherweise manche schon taten, an Hand einer vorläufigen Aufschrift zu Hause eine Reinschrift des Versuchsberichts auf die weißen Blätter der Anleitung einträgt. Nur das Selbsterarbeitete hat Wert. Die Benutzung von Anleitungen, welche von anderen in vorangehenden Semestern benutzt und mit Eintragungen versehen sind, ist dem Verständnis nur durchaus hinderlich. Ebenso unerwünscht ist das Mitbringen physiologischer Lehrbücher in die Übungsstunden.

Es ist dringend zu empfehlen, daß sich der Studierende die *zahlenmäßig angebbaren Ergebnisse* der eigenen Versuche ebenso einprägt, wie die entsprechenden Bestwerte, welche, soweit sie nicht auch hier in der Anleitung wiedergegeben sind, der Vorlesung und den Lehrbüchern zu entnehmen sind.

Die von mir entworfenen möglichst einfachen und nur das Wesentliche enthaltenden *Strichzeichnungen* sollen den Studierenden anregen, sie einzuüben — nicht mechanisch nur in der vorliegenden Ausführungsform —, sowie selbständig derartige Zeichnungen zu entwerfen.

Bei den eingestreuten *Fragen* ist keine Vollständigkeit angestrebt worden. Es soll vielmehr zu eigener weiterer Fragestellung zum Zweck selbständiger Beantwortung angeregt werden. Sämtliche Fragen sind aus dem Vortrag der Vorlesung über Physiologie leicht zu beantworten. Die Fragen sind hier nicht etwa gestellt, um vom Praktikumsleiter beantwortet zu werden. —

Im einzelnen sei noch folgendes bemerkt:

Die Anleitung muß stets schon *vor* dem Praktikum genau durchgelesen worden sein.

Operationsbestecke werden den Studierenden geliefert. Diese haben für Erhaltung des Bestandes zu sorgen, sowie für Reinigung unmittelbar nach Gebrauch. Ebenso haben die Studierenden darauf zu achten, daß die vielfach leicht zerbrechlichen Einrichtungen, in denen nicht unbeträchtliche Mittel angelegt sind, sehr schonend behandelt werden. Dafür braucht der einzelne Studierende nicht für das aufzukommen, was er doch etwa zerbricht.

Alle hier beschriebenen und verwendeten Einrichtungen, für welche die Abbildungen nur das Wesentliche in schematischer Darstellung geben, können von der Werkstätte des Instituts bezogen werden. —

Meinen zahlreichen Mitarbeitern, unter denen ich die Herren Assistenten, Professoren und Dozenten E. BASS, R. WAGNER, E. HOLZLÖHNER, E. SCHÜTZ, H. SCHRIEVER, B. LUEKEN, M. SCHNEIDER, KL. SOEHRING, K. KRAMER besonders hervorheben möchte, danke ich für manche wertvolle Anregungen, die sich im Laufe von zum Teil jahrelanger Zusammenarbeit ergaben.

Dem Herrn Verleger spreche ich auch hier meinen besonderen Dank aus für die sehr entgegenkommende Übernahme und die schöne Ausstattung der kleinen Schrift.

Da die vorausgehenden Auflagen Anerkennung gefunden haben und schon nach kurzer Zeit die vierte Auflage notwendig wurde, hoffe ich, daß die Anleitung auch weiterhin hier wie anderwärts zur Vertiefung des Lehrerfolges beitragen wird.

Berlin, Physiologisches Institut, im Mai 1944.

W. TRENDELENBURG.

Inhaltsverzeichnis.

	Seite
Vorbemerkungen	V
1. Einführung. Methodisches	1
2. Beobachtungen am freigelegten Froschherzen	2
3. Einwirkung verschiedener Temperaturen auf die Herztätigkeit, Suspensionsmethode	5
4. Herzreizung mit Induktionsströmen und konstantem Strom	7
5. Durchspülung des Herzens mit Salzlösungen nach KRONECKER	10
6. Wirkung der Vagusreizung auf das Froschherz	13
7. Versuche über Flüssigkeitsströmung in Röhren. (Hagen-Poiseuillesches Gesetz, Bestimmung der Reibung, Senkungsgeschwindigkeit der Blutkörperchen)	15
8. Mikroskopische Beobachtung des Kreislaufs beim Frosch	18
9. Messung des Blutdrucks, Aufschreibung des Pulses am Menschen. Aufschrift der Herztöne. Versuche an den Venen	20
10. Zählung der roten und weißen Blutkörperchen	24
11. Physikalisch-chemische Beobachtungen am Blut	25
12. Hämoglobinbestimmung, Spektroskopie des Blutes	27
13. Atemvolummessung, Atemdruckmessung, Gasanalyse	29
14. Blutgase	33
15. Gesamtgaswechselbestimmung nach REGNAULT-REISET am Meerschweinchen	35
16. Gesamtgaswechselbestimmung am Menschen	38
17. Verbrennungskalorimetrie	40
18. Tierkalorimetrie. Berechnung von Nahrungszusammenstellungen nach dem Kostmaß. Kaloriengehalt des Kostmaßes	42
19. Grundversuche aus der Elektrizitätslehre	44
20. Nervenreizung mit dem galvanischen Strom	47
21. Nervenreizung mit Induktionsströmen. Chronaxiebestimmung mit kurzdauerndem konstantem Strom	50
22. Graphische Untersuchung der Muskelzuckung	53
23. Ruhe- und Aktionsstrom am Muskel (Herz- und Skelettmuskel)	56
24. Reflexe. Reaktionszeiten	60
25. Dioptrik I (Brillen, Akkommodation, Refraktion)	63
26. Dioptrik II (Pupille, Sehschärfe, Augenspiegel)	66
27. Gesichtsfeld. Farbensinn	70
28. Dunkeladaptation	72
29. Binokulares Sehen	74
30. Gehörsinn. Stimme. Vestibularapparat	78
31. Hautsinne. Geruchsinn. Geschmacksinn	82

Abbildungsverzeichnis.

Seite

Abb. 1. Freigelegtes Froschherz, Bauchseite. 3
Abb. 2. Froschherz, in zwei Phasen seiner Tätigkeit 4
Abb. 3. Froschherz, nach vorn umgeklappt 4
Abb. 4. Anordnung zur Suspensionsaufschrift der Herztätigkeit . . . 6
Abb. 5. Gerät nach KRONECKER zur Durchspülung des Herzens . . . 10
Abb. 6. Freilegung des Herzens und des Nervus vagus 14
Abb. 7. Gerät zur Gasanalyse 31
Abb. 8. Verfahren zur Bestimmung des Gesamtgaswechsels nach REGNAULT und REISET 36
Abb. 9. Verbrennungskalorimeter nach STOHMANN—v. KRIES. . . . 40
Abb. 10. Tierkalorimeter 43
Abb. 11. Anordnung zur Bestimmung eines Widerstandes mit der WHEATSTONEschen Brücke 45
Abb. 12. POGGENDORFFs Kompensationsmethode zur Messung einer elektromotorischen Kraft 45
Abb. 13. Anordnung zur Reizung des Nerven mit dem konstanten Strom 47
Abb. 14. Muskeln des Froschbeins, Rückseite 48
Abb. 15. Muskeln des Froschbeins, Vorderseite 48
Abb. 16. Anordnung des Nervmuskelpräparats am Stativ 49
Abb. 17. Schaltung für den Chronaxieversuch 52
Abb. 18. Anordnung zur Messung der Potentialdifferenz am verletzten Muskel 57
Abb. 19. Saitengalvanometer von EINTHOVEN 60
Abb. 20. Strahlengang bei Rechtsichtigkeit, Kurzsichtigkeit und Übersichtigkeit 63
Abb. 21. Ausgleich der Kurzsichtigkeit durch eine Zerstreuungslinse 64
Abb. 22. Strahlengang bei Astigmatismus 65
Abb. 23. Strichzeichnung zur subjektiven Prüfung auf Astigmatismus 65
Abb. 24. Bildkonstruktion für das einfache optische System 66
Abb. 25. Strahlengang beim Augenspiegeln 69
Abb. 26. Farbentafel, nach v. KRIES 70
Abb. 27. Helligkeitswerte des Spektrums im Tagessehen und Dämmerungssehen 72
Abb. 28. Gerät zur subjektiven Messung des Augenabstandes 74
Abb. 29. Fiktives Mittelauge 75
Abb. 30. Beidäugige perspektivische Projektion eines Gegenstandes . . 76
Abb. 31. HELMHOLTZscher Dreistäbchenversuch zur Messung der Tiefenwahrnehmungsschärfe. 77
Abb. 32. Erweiterung des Augenabstandes 78

1. Praktikum.
Einführung. Methodisches.
A. Einführung.

1. *Zweck* und *Einrichtung* der Übungen. Beziehung zu den physiologischen Vorlesungen und zum physiologisch-chemischen Praktikum. Beziehungen zum klinischen Unterricht und zu späterer ärztlicher Tätigkeit.
2. *Einteilung* der Teilnehmer in Abteilungen und Gruppen.
3. Allgemeines über *Tierversuch*.

Es wird besprochen: Behandlung von Tieren. Schonendes Verfahren zur Tötung der Tiere. Versuche an überlebenden Organen. Versuche am ganzen Tier. Tiernarkose: Injektionsnarkose und Inhalationsnarkose. Die bei den einzelnen Tierarten angewendeten Mittel, insbesondere die Anwendung von Urethan ($H_2N \cdot CO \cdot OC_2H_5$) am Frosch. Urethan hat sich uns seit über 35 Jahren zur Froschnarkose im Praktikum sehr bewährt. Trotz tiefster Narkose bleiben Gefäßtonus und Herztätigkeit unverändert.

Die gesetzlichen Bestimmungen des Tierschutzes.

B. Methodisches.

Obgleich die biologische Beobachtung im Vordergrund stehen soll, ist es doch zweckmäßig, zunächst die Verfahren zur *Aufschrift von Bewegungsvorgängen* kennen zu lernen und einzuüben, weil dann die späteren Versuche besser gelingen und die Anzahl der verwendeten Tiere wesentlich herabgesetzt wird.

1. Einleitende *Besprechungen* über Zweck und Prinzip der Anwendung von Hebel und Schreibfläche. Was ist ein Hebel? Wieviel Arme? Wozu wird der Hebel in Physik und Technik verwendet? (Kraftgewinn auf Kosten von Weg.) Wozu in der Physiologie? (Weggewinn auf Kosten von Kraft.) Bedingungen für Zuverlässigkeit der Aufschrift. Verschiedene Arten von Schreibflächen je nach dem besonderen Zweck. Prinzip der Zeitbestimmung mittels graphischer Methode, Versuchsanordnung für die Verwendung des Schreibmagnets. Feststellung des Sekundenwertes des Millimeters (1 mm Kurvenlänge entspricht wieviel Sekundenteilen?).

Vorsicht, daß die dünnen Hebel nicht zerbrechen, der Ruß

vom Trommelpapier nicht abgewischt wird. Vorsichtsmaßregeln für die Behandlung von Stromquellen (Vermeidung von Kurzschluß und von Erschütterungen der Akkumulatoren, u.a.m.).

2. *Praktische Arbeiten.*

a) Untersuchung der Übungskymographien, Einstellungsmöglichkeiten für langsamen und schnellen Gang. Zeitaufschrift für verschiedene Geschwindigkeiten (auch mit und ohne Windflügel) mittels eines für alle Gruppen gemeinsamen Stromkreises mit Sekundenunterbrecher und Schreibmagnet. Prüfung des Sekundenunterbrechers mit der Taschenuhr. Die Sekundenwerte für 1 mm (s. oben) werden für verschiedene Trommelgeschwindigkeiten ausgerechnet und in einer Tabelle übersichtlich zusammengestellt. Die Ergebnisse werden durch Ermittelung der Umdrehungszeit der Trommel und ihres Umfangs (aus dem Radius berechnet) nachgeprüft.

b) Herrichtung der Trommeln mit Federantrieb für schnelle einmalige Umdrehung. Zeitaufschrift mittels elektromagnetischer Stimmgabel von 100 Schwingungen je Sekunde. Ausrechnung des Sekundenwertes.

c) Abschneiden des Kurvenblattes (Vorsicht!), Fixieren der Kurven nach Aufschrift der Abteilungs- und Gruppennummer. Aufhängen der Kurvenblätter am Trocknungsgestell. Trommeln neu beziehen und berußen.

d) Besprechung von Elementen (besonders des DANIELLschen), Akkumulatoren, Stromschlüssel, Stromwender, Umschalter, Induktionsapparat, Schaltung von Stromkreisen zu Reizzwecken.

2. Praktikum.

Beobachtungen am freigelegten Froschherzen.

Es wird das *Herz* am *narkotisierten* Frosch unter möglichst normalen Bedingungen *beobachtet.*

Alle Operationen (Unterschied zwischen Operation und Präparation!) werden am Frosch ohne Messer gemacht. Bei den Beobachtungen lasse man sich Zeit. Es kommt darauf an, möglichst genau und eingehend zu beobachten. Alle Beobachtungen, Zeichnungen u. dgl. sind übersichtlich auf die Zwischenblätter der Anleitung einzutragen. (Vorübung der Niederschrift von klinischen und ärztlichen Beobachtungen!)

1. Frösche (große Wasserfrösche, Rana esculenta) mit Urethan *narkotisieren* (0,75 bis 1 ccm einer 25% Urethanlösung je 50 g Frosch). Die Lösung wird durch einen kleinen in Armhöhe etwas seitlich der Mitte angebrachten Schnitt in den Rückenlymphsack gebracht

(ausgezogenes Glasrohr benutzen). Beobachtung des Narkoseablaufes, Verhalten von Umdrehreflex und Atmung.
Beobachtung, ob der *Herzschlag* durch die Brustwand hindurch sichtbar ist.

Herzfreilegung: Frosch in Rückenlage auf Glasplatte. Hautlängsschnitt genau in der Mittellinie von dem unteren Ende des durchfühlbaren Brustbeins bis zum Kieferwinkel. Spaltung des Brustbeins genau in der Mittellinie ermöglicht die Herzfreilegung ohne Blutverlust. Man beachte die Bauchdekkenvene und schneide in den kaudalen Teil des Brustbeins (Hyposternum) etwas von der Seite her, die Vene umgehend, ein und führe den Schnitt kopfwärts genau in der Mittellinie durch. Achtung auf das Herz, welches nicht verletzt werden darf. Frosch nun auf die auf einem Holzklotz liegende kleinere Glasplatte (auf Schale mit Eisstückchen) legen, die Brustbeinränder mit gewichtbeschwerten Haken auseinander ziehen. Vorsichtige Schlitzung des Herzbeutels, ohne das Herz zu berühren. Achtung auf Umschlagstelle des Herzbeutels an den Gefäßen.

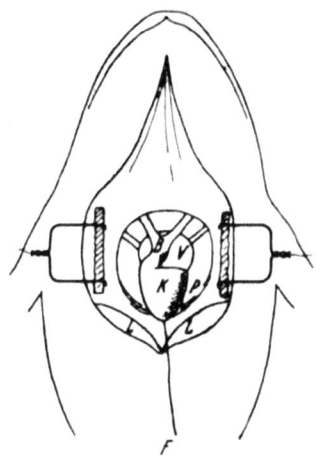

Abb. 1. Freigelegtes Froschherz, Bauchseite. *B* Bulbus, *V* Vorhof, *K* Kammer, *P* Perikard, *L* Leber, *F* Faden am Herzbändchen.

2. Genaue *Beobachtung* des freiliegenden *Herzens* in seinen einzelnen Abschnitten und der Veränderungen ihrer Form (Abb. 1). Zeichnung des ganzen Herzens für den Zustand der Systole und Diastole der Kammern herstellen (Beispiel in Abb. 2). Beobachtung der Blutförderung, der Farbenänderungen an den Herzteilen; aktive und passive Weitenänderungen der Gefäße und Herzabschnitte. Füllung der schon erschlafften Kammer durch die Vorkammerzusammenziehung. Verschiebung der Kammer-Vorhofgrenze und der Kammerspitze.

3. Bestimmung der *Frequenz des Herzschlages* mit der Uhr, getrennt für Kammern und Vorkammern, sowie Bulbus arteriosus. Bestimmung des Zeitintervalles zwischen Vorhof- und Kammertätigkeit, sowie zwischen Kammer und Bulbus durch Zeitschätzung nach dem Ticken der Taschenuhr in $^1/_5$-Sekunden.

4. Beobachtung des *Sinus* und der *Venen* nach Anbinden des

sog. Gefäßbändchens (die Perikardblätter verbindend) mit Faden, der mit Ösennadel geführt wird. Nicht Zerren beim Zubinden!

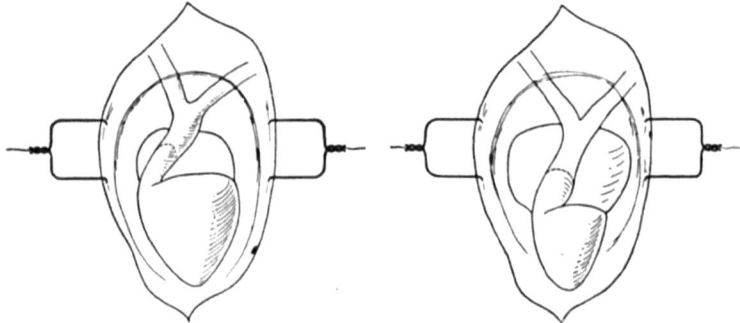

Abb. 2. Froschherz, in zwei Phasen seiner Tätigkeit. Links: Vorhofsystole, Kammerdiastole, Bulbussystole. Rechts: Vorhofdiastole, Kammersystole, Bulbusdiastole.
In der ersten Phase wird die Kammer vom Vorhof aus gefüllt, in der zweiten entleert sie sich nach dem Bulbus hin, den sie unter Druck anfüllt.

Das Herz wird kopfwärts geklappt (Abb. 3), der Sinus und die Venen beobachtet und gezeichnet. Bestimmung der Sinusfrequenz und des Zeitintervalls Sinus-Vorhof mit der Uhr.

5. *Stanniussche Ligaturen.* Bei der *ersten* Ligatur wird ein Faden unter den Trunci arteriosi (s. Abb.1) durchgeführt, die Schlinge nach Umklappen des Herzens hart am Sinusrand durch den Vorhof gehend zugezogen. Es ist aber vorzuziehen, die Abbindung durch Abschneiden zu ersetzen. Der Schnitt ist durch den Vorhof hart an der bogenförmigen Sinusgrenze zu führen. Das ausgeschnittene stillstehende Herz (der zurückbleibende Sinus ist zu beobachten) wird auf Korkplättchen gelegt, die Dorsalseite nach oben. Beobachtung des Verhaltens der einzelnen Herzabschnitte ohne und mit Reizung von Vorhof oder Kammer durch Nadelstich. (Reizung der ,,Trichtergegend", His'-sches Bündel, durch Nadelstiche, siehe unten). Beobachtung

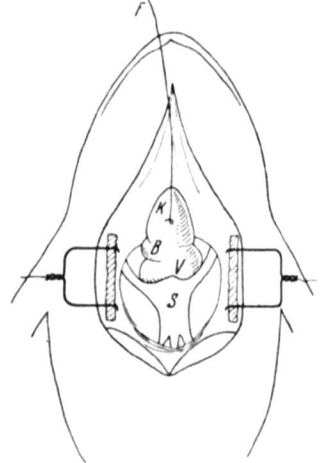

Abb. 3. Froschherz, nach vorn umgeklappt. *F* Faden am Gefäßbändchen, *K* Kammer, *B* Bulbus, *V* Vorhof, *S* Sinus.

des Verhaltens der Herzabschnitte. Die *zweite* genau über die Vorhof-Kammergrenze gelegte Stanniussche Ligatur wirkt durch Bündelreizung. Besser ist es, die Reizung durch Nadelstich auszuführen: Durchstechen einer Nadel in der Mitte der Vorhof-Kammergrenze. *Dritte* Ligatur wird durch Scherenschnitt ersetzt, welcher von der Basis die äußeren zwei Drittel der Kammer abtrennt. Beobachtung der Teilstücke ohne und mit Nadelreizung.

6. *Freilegung der Lymphherzen.* Frosch in Bauchlage, Medianschnitt der Haut über dem Steißbein, fußwärts gegen die Schenkelinnenseiten verlängert. Zipfel der Haut ablösen und zur Seite klappen. Beobachtung der Lymphherzen mit Lupe, Zählung der Frequenz für die rechte und linke Seite getrennt. Verhalten bei *Zerstörung des Rückenmarkes:* Kopf abschneiden (starke Schere), stumpfe Sonde schnell in den Wirbelkanal einführen und einige Male hin- und herschieben. Beobachtung des Verhaltens der Lymphherzen.

Vergleich der Ergebnisse mit denen am Blutherzen.

7. Weitere Verwendung der Frösche zu *Präparationen* an den Muskeln und Nerven sowie an den Baucheingeweiden, insbesondere dem Darm (Vorübung zu Praktikum 8, 20, 21, 22).

8. Zum Schluß *Säuberung* der zur Verfügung gestellten *Instrumente* und Einordnung in den Besteckkasten.

3. Praktikum.
Einwirkung verschiedener Temperaturen auf die Herztätigkeit, Suspensionsmethode.

Es wird zur genaueren Untersuchung des Herzrhythmus, insbesondere in seiner Abhängigkeit von Temperatureinflüssen, die *Engelmannsche Suspensionsmethode* angewendet.

1. Bei Anwendung der graphischen Methode ist stets erst die ganze *Versuchsanordnung* (Abb. 4) aufzustellen, ehe das lebende Organ hergerichtet wird. Auf handliche Aufstellung aller Teile auf dem Tisch, auf richtige Höhenstellung des Hebels am Stativ, auf Horizontalstellung seiner Achse, auf gute Ausnützung aller Veränderungsmöglichkeiten der Versuchsaufstellung ist zu achten.

2. *Präparation* des Herzens an dem durch schnelles Zerstören des Zentralnervensystems (Eingehen am hinteren Schädelende) ohne Blutverlust getöteten Frosch. Herzfreilegung wie im 2. Praktikum. Die Haut und das Brustbein werden wiederum genau in der Mittellinie gespalten, damit die Beobachtungen des 2. Praktikums am blutgefüllten Herzen in Kürze wiederholt werden können. An-

6 Einwirkung verschiedener Temperaturen auf die Herztätigkeit.

bindung des Gefäßbändchens. Herz durch einen durch Venen und Arterien weit vom Sinus entfernt geführten Schnitt herausschneiden und auf die kleine Korkplatte der Versuchsanordnung mit zwei Insektennadeln feststecken, die in den Vorhof nahe der Kammergrenze gestochen werden. An die Spitze der Kammer wird der kleine zum Hebel führende Haken befestigt. Wahl der geeigneten Hebelvergrößerung.

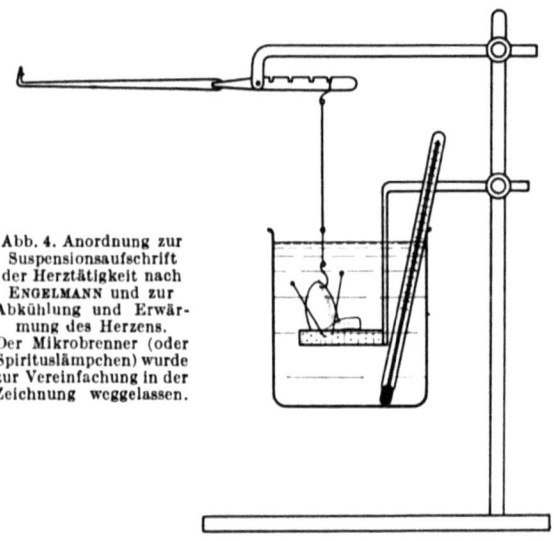

Abb. 4. Anordnung zur Suspensionsaufschrift der Herztätigkeit nach ENGELMANN und zur Abkühlung und Erwärmung des Herzens. Der Mikrobrenner (oder Spirituslämpchen) wurde zur Vereinfachung in der Zeichnung weggelassen.

3. Bei den *Versuchen* über die Wirkung verschiedener Temperaturen bedächtig vorgehen! Erst Aufschrift bei Zimmertemperatur. Die Schreibspitze darf nur ganz zart anliegen, Einstellung durch leichtes Schieben am Stativfuß. Nun sollen die Apparate nicht mehr verschoben werden. Für jede Temperatur wird die Herztätigkeit etwa auf einer halben Umdrehung der Trommel aufgeschrieben, dann die Trommelbewegung abgestellt, die weitere Temperaturerhöhung vorgenommen, wieder an der gleichen Trommelseite für eine halbe Umdrehung aufgeschrieben, abgestellt, höher temperiert usw. Beginn mit auf Eis abgekühlter Salzlösung (Ringerlösung). Erwärmung stufenweise um je 5° C. Erwärmung der Salzlösung mittels kleiner Gasflamme; fortwährendes Umrühren mit kleinem, stabförmigem Thermometer, um zu verhindern, daß die vom Thermometer angezeigte Temperatur von

der Temperatur des Herzens verschieden ist. Von 25° ab Vorsicht wegen des möglichen Eintritts der Wärmelähmung. Bei Eintritt der *Wärmelähmung* wird bei Weitergehen der Aufschrift das Glas mit der warmen Salzlösung gesenkt und das Wiedereintreten der Herzschläge abgewartet.

4. *Wiederholung* des Versuches am Vorhof, Ermittelung der für diesen gültigen Wärmelähmungstemperatur. (Bei schon zu sehr geschädigtem Herzen neues Präparat, nur auf Anordnung des Versuchsleiters!)

5. Aufschrift des Vorganges der *Wärmestarre* an der Kammer mit Aufschreiben der steigenden Temperaturen auf der Trommel unter der Hebelspitze. Langsame Erwärmung von etwa 35° C ab, so daß auf je 1° etwa 5 cm Papierstrecke der Trommel kommen. Starke Hebelvergrößerung, schwache Belastung des Hebels, auf geringe Reibung an der Schreibspitze achten, geringe Umdrehungsgeschwindigkeit der Trommel. Genaue Ermittelung der Temperatur, bei welcher die Zusammenziehung (Kontraktur) der Kammer beginnt.

6. Versuche über *isolierte Erwärmung* und *Abkühlung* einzelner Herzabschnitte, besonders Venensinus und Kammer. Anlegung passend geformter Glasröhren (einseitig geschlossen), die mit Eiswasser oder warmem Wasser (etwa 35° C) gefüllt sind, oder entsprechend geformter und temperierter Kupferstäbe.

7. *Ausmessung* und Berechnung der Schlagfrequenzen für die einzelnen Temperaturstufen. Zusammenstellung in übersichtlicher Tabelle. Ermittelung des Frequenzverhältnisses für Temperaturabstände von je 10° C. (Sogenannte RGT-Regel, Reaktionsgeschwindigkeit in Abhängigkeit von der Temperatur.)

8. *Abschneiden* und *Fixieren* der Kurven. Wurden die Kurven in der vorgeschlagenen Weise geordnet aufgeschrieben, so können sie, in senkrechte Streifen zerlegt, auf die Gruppenteilnehmer zum Einkleben in die Anleitung verteilt werden.

4. Praktikum.
Herzreizung mit Induktionsströmen und konstantem Strom.

Es werden, wiederum bei Verwendung der Suspensionsmethode, am schlagenden Herzen durch *Extrareize* (Induktionsströme) *Rhythmusstörungen* gesetzt. Sodann wird an der stillgestellten Kammer die *Refraktärphase* untersucht.

1. Die graphische *Anordnung* ist die gleiche, wie im vorigen Praktikum. Die *Reizeinrichtung* besteht aus: Primärkreis mit zwei Akkumulatoren, Stromschlüssel, Primärspule des Induktionsappa-

rats, Schreibmagnet. Sekundärkreis: Sekundärspule mit Zuleitung zu den Reizklemmen. Man ordne den primären und sekundären Stromkreis nach einem zu zeichnenden Schema an. Statt der Akkumulatoren kann auch eine Taschenlampenbatterie verwendet werden. Um frühzeitige Entladung zu verhindern, darf der Strom stets nur ganz kurze Zeit geschlossen werden. Prüfung der ganzen technischen Aufstellung auf richtige und zweckmäßige Anordnung aller Teile. *Vorprobe der Stromwirkung*: Zwei gut gefeuchtete Fingerkuppen der gleichen Hand werden an die Klemmschrauben der sekundären Spule gelegt und der Rollabstand festgestellt, bei welchem die Öffnungsinduktionsschläge eben eine deutliche Empfindung auslösen. In der Nähe dieses Rollabstandes ist auch die Herzreizung wirksam.

2. *Freilegung des Herzens* eines getöteten Frosches wie im 2. Praktikum. *Ausschneidung* des Herzens mitsamt dem Sinus. Lagerung auf dem Korkbänkchen und Feststecken wie im 3. Praktikum. Anbringen der mit den sehr dünnen Leitungsdrähten verlöteten Reizklemmen an der äußersten Schicht der Kammerwand ganz nahe an der Kammerspitze.

3. Bei fortlaufender Registrierung wird zuerst die spontan schlagende *Kammer* mit Sonderreizen versehen, die bei den einzelnen Zusammenziehungen zu möglichst verschiedenen Zeiten eintreffen sollen. Die Reizung wird durch einmaliges ganz schnell hintereinander erfolgendes Schließen und Wiederöffnen des primären Stromes mit dem frei gehaltenen Handschlüssel vorgenommen. Nach jeder Rhythmusstörung sollen etwa zehn normale Herzkontraktionen vor der neuen Reizung abgewartet werden, da sonst keine Übersicht über das Gesetz der Rhythmusstörung möglich ist.

4. Hierauf werden die Reizklemmen an den *Vorhof* angelegt und das Verhalten der Kammer bei Vorhofreizung aufgeschrieben. Gleichzeitig wird das Verhalten des Vorhofs durch bloße Beobachtung festgestellt. Auch kann der Vorhof mit dem Hebel verbunden werden.

5. Darauf Abschneiden des Sinus (Scherenschnitt durch den Vorhof). Reizung der nunmehr *stillstehenden Kammer* mit Öffnungsinduktionsströmen.

a) *Schwellenreiz* aufsuchen, Zuckung bei stillstehender Trommel aufschreiben. Schrittweise *Reizverstärkung* und Aufschrift der Zuckungen nach Verschiebung der Papierfläche um wenige Millimeter. — Was bedeutet und wo gilt das „Alles-oder-Nichts-Gesetz" (Gesetz der maximalen Kontraktionen)?

b) Bestimmung der *Refraktärphase*. Bei wiederholter Anwen-

dung von je zwei in wechselndem Abstand einander folgenden Reizen wird festgestellt, bei welchen Reizabständen der zweite Reiz wirksam und bei welchem er nicht wirksam ist. Durch den kleinsten der ersteren und den größten der letzteren Werte wird die Refraktärphase eingegrenzt. Bei der Versuchsausführung werden zunächst eben wirksame Schwellenreize angewendet. Sodann wird der gleiche Versuch mit überschwelligen Reizen ausgeführt. — Was ist absolute, was relative Refraktärphase?

c) Sodann wird unter Anwendung zunächst wiederum von Schwellenreizen der Wagnersche Hammer-Unterbrecher zur *rhythmischen Reizung* in einer Frequenz von etwa 30 je Sekunde benutzt und das Auftreten rhythmischer Kontraktionsreihen bei fortlaufender Reizung untersucht. Der Versuch wird erst mit Schwellenreizen, dann mit überschwelligen Reizen ausgeführt. Man achte auf die Abhängigkeit der Herzfrequenz von der Reizstärke.

d) *Reizung* der stillstehenden *Kammer* mit *konstantem Strom* verschiedener Stärke. Beginn mit schwellennahem Reiz. — Wie ist der auftretende Rhythmus und die Abhängigkeit der Frequenz von der Reizstärke in diesem und dem vorigen Versuch zu erklären?

6. *Doppelsuspension* des spontan schlagenden Herzens, neues Präparat. Anwendung von zwei Hebeln, je einer für Vorhof und Kammer. Reizung mit einzelnen Induktionsströmen, die nacheinander an der Kammer und am Vorhof angebracht werden.

7. *Abkühlung des Sinus* des spontan schlagenden Herzens, unter Verwendung des für 6. verwendeten Präparats. Extrareizung der Kammer während der durch die Kühlung erreichten Verlangsamung der Schlagfolge. Beobachtung und Aufschrift der Extrasystolen ohne kompensatorische Pause. — Warum fehlt jetzt die kompensatorische Pause, die bei den Versuchen unter 3. und 4. stets vorhanden war?

8. *Faradische Reizung der Trichtergegend des Herzens* (Hissches Bündel). Beobachtung und Aufschrift des dem Flimmern des Säugetierherzens entsprechenden „Wühlen und Wogen" der Kammermuskulatur.

9. *Ausmessungen* der Rhythmusstörungen, des Höhenverhältnisses von Systole und Extrasystole bei verschiedener Lage des Extrareizes, der Refraktärphasendauer bei verschiedener Reizstärke (Versuche unter 3., 4. und 5.). — Widerspricht die verminderte Höhe der Extrakontraktionen dem Alles-oder Nichts-Gesetz?

5. Praktikum.
Durchspülung des Herzens mit Salzlösungen nach KRONECKER.

Es wird die *Abhängigkeit* des Herzschlages, insbesondere des von der Kammer geleisteten *Druckes*, von der Zusammensetzung der *Durchspülungsflüssigkeit* untersucht.

1. *Methode* (Abb. 5). Das Herz wird auf eine Kanüle aufgebunden, die in Verbindung mit zwei Gefäßen steht, welche verschiedene Salzlösungen enthalten. Die Tätigkeit des Herzens wird hierbei manometrisch untersucht, es werden also die Druckschwankungen aufgezeichnet. Das Manometer besteht aus einem U-Rohr, welches mit Quecksilber gefüllt ist, das einen Schwimmer trägt. Die Herzkanüle ist doppelläufig, das eine Ende

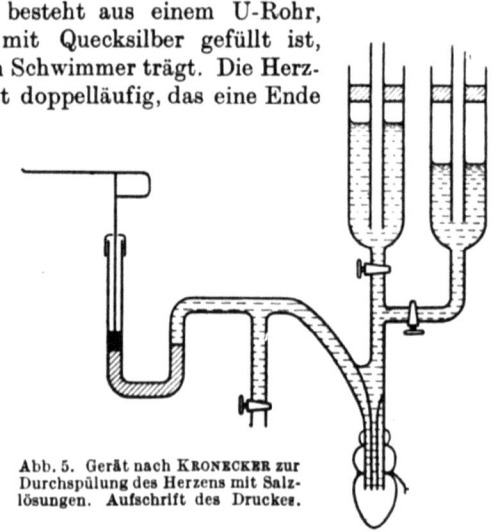

Abb. 5. Gerät nach KRONECKER zur Durchspülung des Herzens mit Salzlösungen. Aufschrift des Druckes.

wird mit dem U-Rohr-Manometer, das andere Ende mit den beiden Zuflußgefäßen verbunden. Diese sind mit Hähnen versehen, welche gestatten, nach Belieben aus dem einen oder anderen Gefäß die Flüssigkeit durch das Herz zu spülen. Bei Drehung des Hahnes beide Hände benutzen, damit man den Fehler vermeidet, zu stark in der einen Richtung zu drücken und dadurch den Apparat zu zerbrechen! Die mit Inhaltsteilung versehenen Zuflußgefäße sind als Mariottesche Flaschen eingerichtet. — Was ist Druck? Was bedeutet bei Druckmessung im Körper (Herz, Gefäße, Pleuraspalte, Bauchhöhle usw.) Druck Null? Welchen Zweck hat die Mariottesche Flaschenanordnung?

2. *Herrichtung der Apparate.* Zunächst ist der Durchspülungs-

apparat von unten bis über die Hähne luftfrei mit Ringerlösung zu füllen. An die oberen Rohre der Zuflußgefäße kommt ein Gummischlauch, mittels dessen man die Lösung über die Hähne saugt; oder man füllt von unten her mittels Schlauch und Trichter. Ebenso ist der Manometeransatz und der sich anschließende Abflußschlauch luftfrei mit Ringerlösung zu füllen. Darauf wird von oben her in die rechte Flasche einfache (d. h. ungepufferte, s. Praktikum 11) Ringerlösung (0,6 gr NaCl, 0,01 gr KCl, 0,02 gr $CaCl_2$ in 100 cm³ dest. Wasser) in die linke physiologische Kochsalzlösung gegossen. Ebenso kann das von unten das Herz schützende Gläschen mit Ringerlösung gefüllt werden.

3. *Präparation des Herzens.* An einem getöteten großen Frosch, am besten R. esculenta, wird das Herz freigelegt (2. Prakt.). Das Perikard wird, ohne das Herz zu berühren oder gar anzustechen, eröffnet, das Gefäßbändchen angeschlungen und behutsam durchtrennt. Unter den Trunci arteriosi, die aus dem Herzbulbus kommen (Abb. 1), werden zwei Fäden durchgeführt, von denen der eine zum Einbinden der Kanüle in den Sinus dient, der andere zum späteren Abbinden der großen Arterien. Herz kopfwärts umklappen. Mit feiner Schere Loch in hintere Hohlvene nahe an Leber einschneiden, mit stumpfer Glaskanüle Ringersche Salzlösung einfließen lassen, um das Blut auszuspülen (sonst leicht Störung durch Gerinnsel). Einschieben der gerieften doppelläufigen Herzkanüle mit der Spitze bis in die Kammer, Einbinden unter Zuziehen einer einfachen Schlinge möglichst nahe an dem Venenschnittrand. Das Herz soll nun weiter schlagen. Steht es still, so kann der Versuch unter Reizung mit stumpfer Nadel dennoch durchgeführt werden. Kanüle jetzt etwas hochheben, Arterien zubinden, Herz durch Flachschnitt möglichst fern von den Unterbindungsstellen abtrennen. Die Fadenenden an den Arterien werden benutzt, um das Herz etwas gegen das Kanülenknie in die Höhe zu ziehen, so daß die Kanülenspitze gut in der Kammer steckt. Die Kanüle wird an den auf langsames Tropfen eingestellten Apparat aufgeschoben.

4. *Versuche.* a) Zunächst Durchspülen mit *Ringerlösung*: oberen rechten Hahn öffnen, unteren Abfluß öffnen. Nach einiger Zeit Abfluß schließen und nun den oberen Hahn in Diastole der Kammer schließen. Aufschrift der Druckschwankungen.

Darauf einige Zeit mit *Kochsalzlösung* durchspülen: Abfluß öffnen, Zufluß oben nach dem linken Gefäß umstellen; nach genügender Durchspülung erst unten den Abfluß schließen, dann den oberen Hahn wieder im Moment der Diastole der Kammer schließen.

b) Wiederholte Durchspülung mit Ringerlösung. Nachher Verwendung einer anders zusammengesetzten Lösung (*Tyrodelösung*), die außer den Salzen der einfachen Ringerlösung noch weitere Salze enthält ($NaHCO_3$, $MgCl_2$, NaH_2PO_4). Vergleich der Wirkung von Tyrode- und Ringerlösung.

c) Wiederholung des Versuches mit Tyrodelösung bei höherem und geringerem *Füllungsdruck* (Anfangswandspannung der Kammer). Man stellt die in Abb. 5 gezeichneten Glasrohre der Mariotteschen Zuflußgefäße mit ihrem unteren Ende (das zunächst nahe dem Boden der Gefäße stand) in zunehmend größerer Höhe ein, wobei die Gefäße bis nahe zum oberen Rand mit Tyrode-Flüssigkeit zu füllen sind. Verfahren im übrigen, wie unter 4. beschrieben: nach Durchspülen wird erst der Abflußhahn (im Bild unten links) geschlossen, dann der Zuflußhahn (rechts oben) im Moment der Diastole zugedreht. Aufschrift der Höhe der Druckschwankung in Abhängigkeit von dem Füllungsdruck (Anfangswandspannung der Kammer). Die Kraft des Muskels hängt von seiner Anfangsspannung ab.

d) Einfluß der *Kohlensäure*. Das obere mit Ringer- oder Tyrodelösung gefüllte Gefäß wird mit Kohlensäure (Kipp-Apparat) durchspült. Wiederausspülen mit O_2-haltiger Lösung.

e) *Veränderung* des Gehalts der *Ringerlösung* an KCl oder $CaCl_2$ durch Zutropfen von etwa 5 und weiter nach Bedarf 10 bis 20 Tropfen von 2% Lösungen der genannten Salze zu 30 ccm Ringerlösung. Zwischen den Einzelversuchen mit Ringer spülen.

f) Bei mäßiger oder nachlassender Herztätigkeit wird zur Tyrodelösung *Blut zugesetzt*, und zwar 1 Teil Blut zu 3 Teilen Tyrodelösung. Vergleich der Wirkung von Tyrodelösung mit der dieser Blut-Tyrodemischung.

g) Einfluß von *Chloroform*, von *Acetylcholin*, *Adrenalin* auf die Druckleistung des Herzens. Der Ringerlösung im äußeren Becherglas (in der Abb. 5 nicht wiedergegeben) werden einige Tropfen Chloroform zugegeben. Zur Untersuchung der Wirkung von Acetylcholin (ACh) werden 1—4 cm^3 ACh-Lösung 1:1000 zu 30 cm^3 Tyrodelösung in der Zuflußflasche zugegeben. Entsprechend bei Adrenalin. Die Wirkung von Acetylcholin wird durch Atropinlösung aufgehoben. — Welches ist die biologische Bedeutung von Acetylcholin?

5. *Ausmessungen und Ausrechnungen.* Unter Berücksichtigung der Tatsache, daß sich das Hg im einen Schenkel des U-förmigen Manometerrohres um ebensoviel senkt, als es im anderen steigt, daß aber die Kurve nur den letzteren Betrag aufschreibt, wird aus den Kurven der unter verschiedenen Umständen auftre-

Wirkung der Vagusreizung auf das Froschherz.

tende *Maximaldruck* festgestellt. Er ist also gleich dem Zweifachen der Kurvenhöhe. Ferner wird das *Schlagvolum* berechnet. Es ist gleich dem Volum des Quecksilbers, welches bei Übergang von Diastole bis zur Höhe der Systole von einem Schenkel des Rohres zum anderen übergetrieben wird. Volum = Querschnitt × Höhe. Letztere ist aus der Kurve zu entnehmen, erstere wird aus dem Durchmesser des Manometerrohres berechnet, der nach Herausnahme des Schwimmers mit einer Schublehre gemessen wird. (Der Durchmesser beträgt etwa 4 mm.) Sodann kann die *Herzarbeit* je Herzschlag berechnet werden. Sie ist = Schlagvolum × spez. Gew. × Druck, wobei das Schlagvolum in Kubikzentimeter anzugeben ist, das spez. Gew. der Ringer-(Tyrode-)Lösung zu 1 gesetzt werden kann und der Druck in Zentimeter Wasserhöhe (aus der gemessenen Hg-Höhe umzurechnen) einzusetzen ist. Die Herzarbeit ist dann in Gramm-Zentimeter angegeben. Weitere Umrechnung auf 24 Stunden unter Zugrundelegung einer Herzfrequenz von 40 und Umrechnung in Kilogramm-Meter.

6. Praktikum.
Wirkung der Vagusreizung auf das Froschherz.

1. *Versuchsanordnung*: Die *Reizeinrichtung* besteht aus dem Induktionsapparat mit eingeschaltetem Wagnerschen Hammer, zwei Akkumulatoren, Schreibmagnet im Primärkreis, Metallelektroden im Sekundärkreis. Zur Prüfung auf richtiges Funktionieren der Reizeinrichtung stelle man den Rollenabstand fest, bei welchem an den gut befeuchteten Fingern oder der Zunge eben Empfindung auftritt.

An einem *Stativ* wird ein einseitig zugeschmolzenes Glasrohr, sowie darüber der Suspensionshebel angebracht. Einstellung der Schreibtrommel auf langsamen Gang.

2. *Präparat*: Es wird ein Frosch getötet, das Herz breit freigelegt, das Perikard eröffnet, das Gefäßbändchen angeschlungen. Man faßt jetzt mit der Pinzette den linken Leberrand und durchtrennt die Venen möglichst fern vom Herzen und ohne Verletzung der Gallenblase (Galle verändert die Herztätigkeit). Der Magen wird am Übergang zum Oesophagus durchschnitten und zugebunden und der ganze Unterkörper abgetrennt. Am Oberkörper wird vom Maul her ein dickwandiges Glasrohr in den Oesophagus geschoben (Abb.6), welches in ein Stativ geklemmt wird. Mit durch den Unterkiefer gezogenem Faden wird das Präparat an dem Stativ befestigt, so daß es nicht abgleiten kann. *Aufsuchung* des rechten *Vagus* auf dem Oesophagus in einer vom Herzen zum Ansatz des Oberarms führenden Linie unter Benutzung der vorliegenden Abbildung.

Der Oberarm wird mit Faden zur Seite gezogen und am Stativ angebunden. Es ist zweckmäßig, den N. hypoglossus und laryngeus longus herauszureißen, sowie den N. vagus in Zusammenhang mit der Art. cutanea und den darunterliegenden dünnen Muskeln zu präparieren, damit der Nerv nicht so leicht vertrocknet. Abbindung des Nerven mit fest zugezogener Fadenschlinge möglichst weit ab vom Herzen; eine Strecke weit zum Herzen hin wird der Nerv vom Oesophagus abpräpariert. Der zarte Nerv darf mit

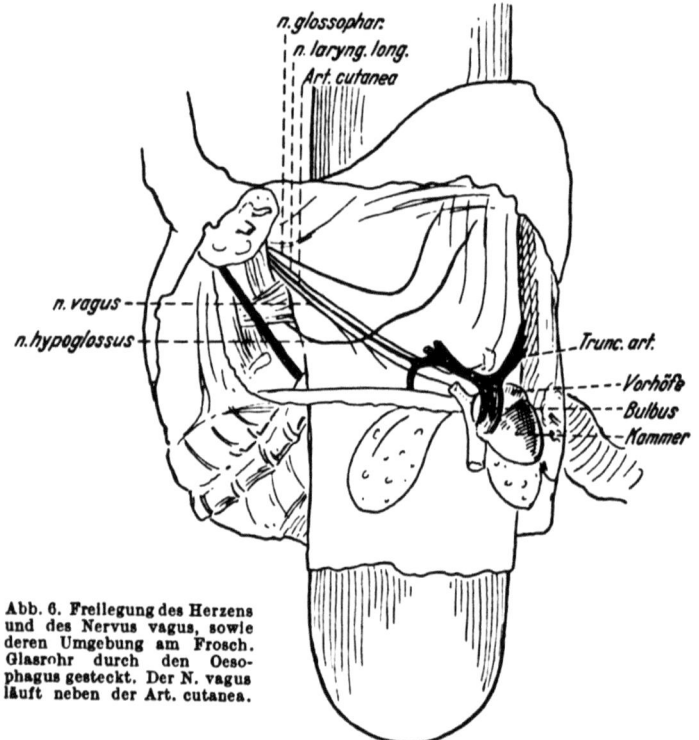

Abb. 6. Freilegung des Herzens und des Nervus vagus, sowie deren Umgebung am Frosch. Glasrohr durch den Oesophagus gesteckt. Der N. vagus läuft neben der Art. cutanea.

Schere und Pinzette nicht berührt werden und ist nur mit Hilfe des Fadens anzufassen. — Die Temperatur im Versuchsraum muß möglichst kühl sein.

3. *Versuchsdurchführung*: Durch Anlegen der Elektroden an die freiliegenden Oberarmmuskeln wird der eben überschwellige Rollenabstand aufgesucht. Das Herz wird zunächst noch nicht suspendiert, sondern ohne Kurvenaufschrift beobachtet. Der *Vagus* wird nun in der Weise *gereizt*, daß er ohne Zug am Haltefaden locker

auf die frei in der Hand gehaltenen Metallelektroden aufgelegt wird. Stromschlüssel etwa 3 Sek. schließen. Bei Bedarf Rollenabstand ändern. Beobachtung des Stillstandes, Zeitbestimmung mit der Uhr, Beachtung der Änderung des Kontraktionsumfanges besonders am Vorhof. Beachtung der Reihenfolge, in welcher die einzelnen Abteilungen des Herzens nach einem Stillstand die Tätigkeit wieder aufnehmen. Zunächst nur kurzdauernde, nicht zu starke und nicht zu schnell einander folgende Reizungen ausführen. Dann zu länger dauernden Reizungen übergehen, um Ermüdungserscheinungen zu erhalten; Wiedereintritt von Schlägen trotz weitergehender Reizung.

Die *Versuche* werden *mit graphischer Methode* (Suspension des Herzens) *wiederholt*. Der Schreibhebel wird am gleichen Stativ angebracht, an welchem das Präparat befestigt ist. Es können auch mit zwei Hebeln Vorhof- und Kammertätigkeit gleichzeitig aufgeschrieben werden.

Nachweis der *peripheren nervösen Summation* bei Vagusreizung. Aufsuchung eines Rollenabstandes, der bei Unterbrechung mit dem Wagnerschen Hammer eine deutliche Vaguswirkung hervorruft. Reizung mit dem gleichen Rollenabstand bei Unterbrechung des Primärkreises mit dem Handschlüssel in langsamem Tempo nach Ausschaltung des Wagnerschen Hammers.

Weiter kann *Atropin* (in 1 % Lösung) auf das Herz geträufelt werden, nachdem eine Pause zur völligen Erholung des Vagus eingeschaltet und durch eine Probereizung der Eintritt der Erholung nachgewiesen wurde. Erfolglosigkeit der Vagusreizung unter Atropinwirkung.

Mit besonders leichtem Hebel kann auch die Tätigkeit des *Sinus* ansichtig gemacht und aufgeschrieben werden. Es ist festzustellen, an welchem Herzabschnitt die Schlagverlangsamung zuerst auftritt. Auch ist wieder darauf zu achten, in welcher Reihenfolge der Schlag der einzelnen Herzabschnitte nach Stillstand wieder erscheint.

Wirkung von *Acetylcholin* (0,1 % Lösung) bei Aufträufeln auf ein vorher nicht mit Atropin behandeltes Herz. Aufhebung der Acetylcholinwirkung durch *Atropin* (1 % Lösung).

7. Praktikum.

Versuche über Flüssigkeitsströmung in Röhren. (Hagen-Poiseuillesches Gesetz. Bestimmung der Reibung. Senkungsgeschwindigkeit der Blutkörperchen.)

1. *Prüfung des Hagen-Poiseuilleschen Gesetzes.* Aus einem erhöht aufgestellten Standgefäß strömt Wasser durch ein kapillares Glasrohr, an dessen Anfang und Ende der Druck an Steigröhren

Versuche über Flüssigkeitsströmung in Röhren.

in cm Wasserhöhe (h_a und h_e) gemessen wird. Es wird die während längerer Zeit (200 Sek) ausfließende Wassermenge V (= Volumen) in ccm bestimmt (Einfließenlassen in Bürette). Die Kapillarlänge ist 50 cm, ihr Radius etwa 0,04 cm. (Der genaue Wert des Durchmessers in mm ist auf der Kapillare eingeätzt.)

Nennen wir Q die in 1 Sek ausfließende Wassermenge $\left[=\left(\frac{V}{t}\right)\right]$, p die Druckdifferenz an den Kapillarenden ($p = h_a - h_e$), L die Länge der Kapillare, r ihren Radius, K eine von der Art der Flüssigkeit und der Temperatur abhängende Konstante, so muß sich nach dem Hagen-Poiseuilleschen Gesetz ergeben $Q = \frac{p \cdot r^4}{L} K$. Hierbei ist $K = \frac{\pi}{8\eta}$, und η der Reibungskoeffizient.

Verwendet man in aufeinander folgenden Versuchen die gleiche Anordnung unter Veränderung von p (Höher- und Niedrigerstellen des die Flasche tragenden Tischchens), so muß für alle Fälle Q/p sich als gleich erweisen. Ist das festgestellt, so wird K berechnet. Darauf kann η berechnet werden, in gr/cm². Für Wasser ist η bei 0° = 0,000018, bei 20° = 0,000010.

Die Werte und Rechnungsergebnisse werden folgendermaßen geordnet aufgeschrieben:

V	t	V/t	p	Q/p	L	r	r^4	K	η

Zum Schluß Zusammenstellung der Endergebnisse (K und η) für alle Gruppen.

Die Versuche können mit anderen Flüssigkeiten (z. B. verdünntem Glyzerin, Salzlösungen) wiederholt werden. Die inneren Reibungen verhalten sich den Strömungskonstanten K umgekehrt proportional.

2. Weitere Versuche mit Kapillaren von anderem Radius und mit einem *Viskosimeter*, dessen Prinzip nach dem vorigen leicht zu verstehen ist. Der Apparat besteht aus einem 20 ccm fassenden Gefäß mit angeschmolzener Kapillare. Es wird mit einem Handgebläse in einem Windkessel ein an einem Hg-Manometer ablesbarer konstanter Druck von 100 mm Hg eingestellt. Man stellt fest, wieviel Sekunden benötigt werden, um das Flüssigkeitsvolumen durch die Kapillare zu treiben. Für verschiedene Flüssig-

keiten, z. B. Wasser und Blut, sind die Reibungskoeffizienten den Ausflußzeiten proportional, wie sich aus der Aufstellung der beiden Hagen-Poiseuilleschen Gleichungen für Wasser und Blut und Division der ersteren durch die letztere ergibt. Die Reibung des Wassers wird dabei = 1 gesetzt. Bei unseren Versuchen vergleichen wir Wasser mit defibriniertem Tierblut. Die Füllung des Gefäßes erfolgt von der Kapillare aus mit Hilfe der Wasserstrahlpumpe. Vorsicht, daß das Glas nicht zerbricht! Zusammenstellung der Ergebnisse aller Gruppen. — Aus welchen Teilfaktoren setzt sich der Widerstand W zusammen, 1. in der Ohmschen Formel für Elektrizitätsströmung, 2. in der Hagen-Poiseuilleschen Formel für Flüssigkeitsströmung?

3. Besprechung und Vorführung der zur Untersuchung von *menschlichem Blut* gebräuchlichen *Viskosimeter*. Da am Lebenden nur wenig Blut entnommen werden darf, haben die Apparate entsprechend kleinere Abmessungen. Entweder wird die Ausfluß*menge* bei gegebener Ausflußzeit (vgl. 1.), oder die Ausfluß*zeit* bei gegebener Ausflußmenge (vgl. 2.), beides für Blut und Wasser, bestimmt und die Reibung des Bluts wieder für Wasser = 1 angegeben.

4. *Senkungsgeschwindigkeit der Blutkörperchen.* Im ungerinnbar gemachten Blut (Zusatz von Na-Citrat) senken sich die Blutkörper, weil ihr spez. Gewicht s' größer ist, als das des Plasmas s. Senkungsverlangsamend wirkt die Reibung, sowie Kräfte elektrischer Ladung. Diese hängen hauptsächlich von dem Mengenverhältnis der Plasmaalbumine und -globuline ab, welches sich bei Krankheiten so ändern kann, daß die Senkungsgeschwindigkeit zunimmt. Senkungsbeschleunigend wirkt dabei die Zusammenballung von roten Blutkörpern zu größeren Haufen. *Ausführung des Versuchs:* Verdünnung des Bluts mit Natriumcitratlösung (3,8%, isotonisch) im Verhältnis 1 : 5 (4 Teile Blut + 1 Teil Nacitratlösung). Aufsaugen in Pipetten von 200 mm Länge und etwa 3 mm Innendurchmesser. Man liest an den verschlossen und senkrecht stehenden Rohren nach einer Stunde ab, um wieviel Millimeter sich die Blutkörper gesenkt haben. Klinisch pflegt man nach zwei Stunden nochmals abzulesen. Normwerte: etwa 7—10 mm nach einer Stunde, 20—25 mm nach zwei Stunden.

Nur die *mechanischen* bei der Senkung wirksamen *Kräfte* lassen sich *rechnerisch* übersehen. Sie bestimmen die Senkungsgeschwindigkeit nach der Formel von STOKES:

$$v = \frac{\frac{4}{3}\pi r^3 (s'-s) g}{6\pi \eta r} = \frac{2}{9} r^2 \frac{(s'-s) g}{\eta}.$$

Hierin bedeutet v ($=$ velocitas) die Senkungsgeschwindigkeit einer unter dem Einfluß der Erdbeschleunigung g fallenden Kugel vom Radius r und der Dichte s' in einem zähen Medium von der Dichte s und dem Reibungskoeffizienten η. Dabei ist der Widerstand W, welcher sich der Senkung entgegenstellt, von der Geschwindigkeit v abhängig und hat die Größe

$$W = 6\pi\eta\, r \cdot v \text{ dyn.}$$

W ist vorzustellen als Kraft, welche von außen auf die Kugel ausgeübt werden muß, damit sie dauernd die Geschwindigkeit v behält (nach LENARD).

Die STOKESsche Formel läßt erkennen, daß man die *Reibung von Flüssigkeiten*, z. B. Blutserum, nach vorausgehender Ermittlung ihres spez. Gewichts s (vgl. 11. Praktikum) auch so bestimmen kann, daß man in ihnen Kugeln von bekanntem spez. Gewicht s' und bekanntem Radius r absinken läßt und die Geschwindigkeit v des Absinkens mißt.

8. Praktikum.
Mikroskopische Beobachtung des Kreislaufs beim Frosch.

Die Beobachtung wird an mit Urethan tief narkotisierten Fröschen (männl. Landfrösche, Rana fusca sv. temporaria am geeignetsten) durchgeführt. Urethanlösung in Rückenlymphsack (je 0,5 ccm 25% Urethanlösung für 50 gr Frosch; bei Bedarf nachträglich einige Zehntel Urethanlösung zugeben).

Narkoseverlauf beobachten. Stillstand der Atmung (Hautatmung als Ersatz!) als Zeichen der Narkosetiefe.

1. *Pfotenbeobachtung:* In Bauchlage des Tieres Hinterpfote mit Planta nach oben auf Korkhalbring aufstecken, der einer Glasplatte aufgekittet ist; je eine Nadel durch die Endglieder von 3 Zehen, Nadelenden abkneifen. Schwimmhaut darf nicht zu stark gespannt sein und nicht dem Kork zu weit aufliegen. Beobachtung mit schwacher Vergrößerung. Zeichnung charakteristischer Bilder von Arterien und Venen und ihren Kapillarzusammenhängen. Man achte ferner auf die Richtung der Strömung, auf Geschwindigkeit und Geschwindigkeitsänderungen.

2. *Zungenbeobachtung:* a) Frosch in Bauchlage. Zunge (die *vorne* am Kiefer angewachsen ist) vorsichtig herausklappen und ganz am äußersten Rande mit einigen Nadeln fächerartig ausgebreitet feststecken; Frosch etwas zurückziehen, so daß Zunge leicht gespannt ist. Entsprechende Beobachtungen wie an Pfote, insbesondere auf Puls achten. b) Frosch in Rückenlage. Die Zunge wird darauf auch von der anderen Seite, in Rückenlage des Tieres,

nach entsprechendem Feststecken beobachtet; man beachte die Schleimhautpapillen und ihre Blutversorgung.

3. *Mesenterium des Darmes:* Frosch freimachen und in linke Seitenlage auf Glasplatte legen. Rechts ein 1 cm langer längsgerichteter Hautschnitt nahe dem Ansatz des Oberschenkels in Richtung der verlängerten Mundspalte, Achtung vor Anschneiden eines Astes der Hautarterie; Muskelschnitt von gleicher Länge; vorsichtiges Hervorziehen des Darmes. Frosch auf die mit Korkhalbring versehene Platte legen, den Darm auf den Ring aufstecken; dabei dürfen die Nadeln nur durch den Darm, nicht durch das freie Mesenterium gesteckt und dieses nicht gezerrt oder zerrissen werden. *Beobachtung* mit schwacher und nach Einstellung einer passenden Stelle vorwiegend mit starker Vergrößerung. Es ist das Verhalten der weißen und roten Blutkörperchen zu beachten, Verbiegungen der letzteren bei Durchgang durch enge Kapillaren, Auftreffen auf Spornstellen an Teilungen. Auch hier sind die hauptsächlichen Beobachtungen in kleinen Skizzen fest zu halten.

Mit Hilfe eines der Blende im Okular aufliegenden Okularmikrometers, dessen Teilung mit einem Objektmikrometer (z. B. der $1/20$ mm-Teilung der Blutkörperzählkammer) geeicht wird, kann die *mittlere* (= arithm. Mittel) *Strömungsgeschwindigkeit* der roten Blutkörper in den Kapillaren gemessen werden.

Auftropfen von *Adrenalinlösung* (1:10000) und Beobachtung der Wirkung. — Worin besteht die hauptsächliche Wirkung des Adrenalin und wo greift der Stoff an?

4. *Lunge* und *Blase:*

In den *Kehlkopfeingang* des narkotisierten Frosches wird ein passendes, am Ende abgeflachtes Glasrohr eingebunden („Tabaksbeutelnaht" mit Hilfe von gebogener chirurgischer Nadel), von dem aus mit dem Mund (Schlauchansatz am Glasrohr) Luft in die *Lunge* geblasen werden kann. *Freilegung der Lunge* durch seitlichen Haut- und Muskelschnitt (Achtung vor der Hautarterie!). Auflegung eines Deckglases auf die nach außen verlagerte Lunge. Beobachtung der Blutstromgeschwindigkeit und ihres Verhaltens bei Abänderung des Innendruckes, Beobachtung des Übergangs des Blutes von den kleinen Arterien in die Venen durch die kurzen Kapillaren.

Darauf Einbindung eines Glasrohrs in die *Kloake*, von der aus die *Blase* mittels kleinen Trichters mit Wasser gefüllt wird. *Freilegung der Blase* durch seitlichen Hautschnitt, Verlagerung nach außen, Auflegen eines Deckglases. Abhängigkeit des Blutstroms

20 Messung des Blutdrucks. Aufschreibung des Pulses am Menschen.

von der Innenfüllung (von welcher Länge und Weite der Kapillaren abhängt) beobachten.

5. *Zerstörung der Gefäßzentren*. Beobachtung der Verlangsamung des Blutstroms. Herrichtung des Pfotenpräparats wie bei 1. Beobachtung der Blutstromgeschwindigkeit bei schwacher Vergrößerung. Nach Abschneiden des Vorderschädels dicht hinter den Augen, mit Eingehen der abgebogenen Schere von der Maulspalte aus, wird der übrigbleibende Teil der Schädelkapsel und der Wirbelkanal mittels stumpfer Bajonettsonde ausgebohrt. Es wird wiederum der Blutstrom beobachtet und die starke Verlangsamung, z. T. Stillstand, festgestellt. — Wie ist die Verlangsamung zu erklären?

6. Beobachtung der *Kapillaren am menschlichen Finger* bei auffallendem Licht. Die Haut am Nagelfalz wird mit etwas Zedernholzöl eingerieben, um sie durchsichtiger zu machen. Einstellung der Kapillarschlingen bei schwacher Vergrößerung. Beachtung der Form der Schlingen. Zeichnen!

9. Praktikum.

Messung des Blutdrucks. Aufschreibung des Pulses am Menschen. Aufschrift der Herztöne. Versuche an den Venen.

1. Apparat von RIVA-ROCCI zur Bestimmung des *Blutdrucks* an der A. brachialis des Menschen. Eine breite doppelwandige Gummimanschette wird um den bloßen Oberarm gelegt und unter meßbarem Druck mit Luft aufgeblasen. Feststellung desjenigen Druckes, bei welchem der *Radialispuls* eben *verschwindet*. Damit das Quecksilber nicht aus dem Manometer geschleudert wird, dürfen die Druckerhöhungen nicht stoßweise vorgenommen werden. Der Druck ist zuerst über Blutdruckhöhe zu bringen, etwa auf 160 mm Hg, dann ist der Druck langsam zu senken, bis der Puls eben fühlbar wird. Der dabei vorliegende Druck ist die systolische Druckhöhe. Die Versuche werden der Reihe nach an allen Gruppenteilnehmern ausgeführt, und zwar je dreimal, die Ergebnisse in Tabellen zusammengestellt.

Auskultatorische Methode: Es wird mittels Stethoskops in der Ellenbogenbeuge (Art. brachialis) das Strömungsgeräusch auskultiert und der Druck bei seinem ersten Auftreten und bei seinem Wiederverschwinden ermittelt. Man bestimmt dadurch annähernd den „systolischen" und „diastolischen" Druck. — Was ist systolischer, was diastolischer Druck?

2. Vergleich der am *rechten* und *linken* Arm erhaltenen Blutdruckwerte.

Messung des Blutdrucks. Aufschreibung des Pulses am Menschen. 21

3. Vergleich der erhaltenen Werte mit den nach dem GÄRTNERschen Verfahren ermittelten. Die Anordnung entspricht ganz der vorigen, nur wird eine kleine Manschette um den Finger gelegt, nachdem dieser durch Aufschieben eines Gummiringes blutleer gemacht worden ist. Einstellung wiederum eines den Blutdruck voraussichtlich übersteigenden Druckes. Gummiring durchschneiden, Druck erniedrigen (in Stufen von 5 zu 5 mm Hg) bis der bisher blasse Finger sich rötet. Immer einige Sekunden warten, ehe neue Erniedrigung vorgenommen wird. Vergleich der Werte mit den unter 1. gewonnenen.

4. *Pulsfühlen* an der A. radialis. Daumen auf die Streckseite des Unterarms, die übrigen Finger mit den Kuppen auf die Haut über der Arterie. Beobachtung der „Pulsqualitäten": Pulsanzahl (pulsus frequens, p. rarus), Steilheit des Anstiegs (p. celer, tardus), Größe (p. magnus, parvus), Härte des Pulses (p. durus, mollis). Wiederholung der Beobachtung bei willkürlich stark vertiefter Atmung.

5. Aufschrift von *Carotispulsen* mit MAREYschen Schreibkapseln. Auf die Carotisgegend wird ein Glastrichter gesetzt, der durch Schlauch mit der Schreibkapsel verbunden ist. In dem Schlauch befindet sich ein mit dem Finger zu verschließendes Ventil zur Einstellung der geeigneten Luftfüllung der Kapsel. Der Atem ist bei der Aufschrift anzuhalten, der Hebel nur sehr zart anzulegen. Auf Aufschreiben sehr langer Kurvenstücke kommt es weniger an, als auf die Vermeidung von fehlerhaften Einwirkungen auf die Kurve (Reibung, Erschütterung, Verschiebung des Trichters am Halse beim Atmen, wechselnd starkes Andrücken des Trichters). Die zu verschiedenen Teilnehmern gehörigen Pulse werden in vergrößertem Maßstab abgezeichnet und in ihren Übereinstimmungen und Verschiedenheiten verglichen.

6. Aufschrift von *Radialispulskurven* nach DUDGEON. Schemazeichnung der Hauptbestandteile des Apparates. Dieser wird zunächst freihändig an die Radialarterie angelegt. Aufsuchen des geeigneten Ortes für das Aufsetzen der Pelotte und der geeigneten Federspannung. Der Papierstreif ist schon vor Aufsetzen des Apparates einzuschieben. Man drücke nun den Apparat so weit an, daß die Schreibspitze in der Mitte des Papiers schreibt. Vergleich der Kurvenbilder verschiedener Versuchspersonen, sowie der vorher erhaltenen Carotispulse mit den Radialispulsen bei der gleichen Versuchsperson.

7. Nachweis des Volumpulses am *Fingerplethysmograph*. Ein Glasrohr vom Durchmesser der Fingerdicke läuft in ein enges

22 Messung des Blutdrucks. Aufschreibung des Pulses am Menschen.

Rohr aus. Unter Wasser wird das Glasrohr über den Finger gestülpt, der Puls im engen Rohr beobachtet. — Was ist Druckpuls? Volumpuls? Geschwindigkeitspuls? Welche Eigenschaften muß ein Pulsschreiber besitzen?

8. *Pulswellengeschwindigkeit.*

a) Vorversuch: Man tastet an sich selber gleichzeitig den *Carotispuls* der einen und den *Radialispuls* der anderen Seite (Fingerkuppen der linken Hand auf die rechte Radialis, der rechten Hand auf die linke Carotis) und schätzt den Zeitunterschied.

b) Versuchsdurchführung: Der Puls wird gleichzeitig von der Carotis und der Radialis — oder anstatt letzterer des größeren Wegunterschiedes wegen noch besser von der Fußrückenarterie — aufgeschrieben. Es wird große Umlaufgeschwindigkeit der Schreibtrommel und Aufschrift der Zeit in $^1/_{100}$ Sek. angewendet. Ausmessung des Zeitabstandes zwischen Beginn des Pulses der Carotis und der Radialis (bzw. Fußrückenarterie). Abmessung der Entfernung der Stelle der Carotis und der Radialis (bzw. Fußarterie) von der in der Höhe des zweiten Interkostralraums hinter der Brustbeinmitte liegenden Aortenwurzel mittels Bandmaß. Auf den Unterschied der beiden Entfernungen wird der erhaltene Zeitunterschied bezogen, aus beiden wird der Weg je Sekunde berechnet, den die Pulswelle zurücklegt. — Wovon hängt die Wellengeschwindigkeit ab? Hat sie eine unmittelbare Beziehung zur mittleren Blutstromgeschwindigkeit in den Arterien?

9. Beobachtungen am MAREYschen Schema. Gleichzeitiger Ausfluß durch ein *starres* und ein *elastisches* Rohr bei rhythmischer Strömung. Zustrom aus einem erhöht aufgestellten Gefäß, rhythmische Unterbrechung durch Zudrücken der Schlauchverbindungen am Beginn der Rohre. Das elastische Rohr wirkt als „Windkessel". — Woher kommt die Bezeichnung Windkessel?

10. *Beobachtung und Aufschrift der Herztöne.* Das *Hörrohr* (Stethoskop) besteht entweder ganz aus Holz oder für unsere Zwecke besser aus einer mit Hörschläuchen versehenen offenen Metallkapsel. Die an den möglichst kurzen, nicht zu engen — 3 mm Durchmesser — Schläuchen befindlichen Oliven werden in die Gehörgänge gesteckt, die Kapsel wird der Brustwand aufgesetzt. Mit Membranverschluß versehene Kapseln sind weniger gut, da die Membran die Schallschwingungen ändert. Ebenso wirken zu lange und zu enge Schläuche ändernd, in dem sie besonders die höherfrequenten Teilschwingungen dämpfen. Zum *Abhorchen der Herztöne* (Auskultation) wird die Kapsel nacheinander im fünften Interkostalraum und im zweiten Interkostalraum je rechts

und links vom Brustbein aufgesetzt, im linken fünften Interkostalraum etwas einwärts von der Mammillarlinie (Spitzenstoß). Man versuche, die gehörten Herztöne mit der Stimme nachzuahmen und beachte das Stärkeverhältnis des ersten und zweiten Herztons in seiner Abhängigkeit von den Auskultationsstellen. Ferner versuche man den Zeitabstand des ersten Herztons vom zweiten zu schätzen (Einüben auf das ein Fünftel-Sekunden-Ticken der Taschenuhr, vgl. 2. Praktikum). Zur *Aufschrift* der Zeitverhältnisse der Herztöne dient ein Annäherungsverfahren: Die Anordnung besteht aus Tasterschlüssel, Element, Schreibmagnet, Rußtrommel. Man klopft im Rhythmus der gehörten Töne kurz auf den Taster und schreibt die Signalbewegungen bei passender Trommelgeschwindigkeit auf. Gleichzeitig Aufschrift der Zeit in Sekunden (vgl. 1. Prakt.) *Ausmessung* der Herzperiode und des Zeitabstandes der Herztöne. Berechnung dieses Abstandes für die Periodenlänge.

11. *Wiederholung des Versuchs* nach zehn tiefen Kniebeugen und Ausmessung. Feststellung, ob sich das Verhältnis der Systolendauer zur Periodendauer geändert hat. — Wie heißt klinisch der Abstand vom ersten zum zweiten Herzton, wie der Abstand vom zweiten zum nächsten ersten Herzton? Was ist Herzperiode? Wie kommen die Herztöne zustande? Was sind Herzgeräusche?

12. *Versuche über Venendruck und Blutstrom in den Venen am Menschen.*

a) Man läßt die Arme herabhängen, bis sich die Venen des Handrückens gut sichtbar gefüllt haben. Die im Ellbogen leicht gebeugten Arme werden, mit dem Handrücken nach oben gehalten, langsam gehoben. Feststellung, in welchem Höhenabstand von dem zweiten Interkostalraum (Vorhof) sich die Venen entleeren.

b) Umkehr des Versuchs: die Arme werden erhoben, bis die Handrückenvenen leer gelaufen sind. Langsames Senken und Feststellung, in welchem Höhenabstand vom zweiten Interkostalraum sich die Venen zu füllen anfangen. — Was kann aus diesen Versuchen über den Druck im rechten Vorhof geschlossen werden?

c) Bei herabhängendem linken Arm und guter Füllung seiner dorsalen Venen streicht man mit der rechten Hand von oben nach unten über den Vorderarm und den Handrücken. Es werden die Änderungen an der Füllung der Venen beobachtet. — Was läßt sich aus dem Versuch über die Lage und Bedeutung der *Venenklappen* schließen?

24 Physikalisch-chemische Beobachtungen am Blut.

10. Praktikum.
Zählung der roten und weißen Blutkörperchen.

1. Schematische Zeichnungen der THOMA-ZEISSschen *Zählkammer* in Aufsicht und Längsschnitt anfertigen. Einstellung der Netzteilung im Mikroskop in der Weise, daß zuerst der Rand der mittleren Glasplatte, welcher die Teilung eingeritzt ist, aufgesucht wird. Vorsicht, daß das Objektiv nicht zu tief heruntergeschraubt wird.

Beobachtung der NEWTONschen Farbenringe bei Auflegen des planparallel geschliffenen Deckglases. Eigenschaften einer zur Blutkörperzählung geeigneten Lösung.

2. *Ausführung der Zählung.* Füllung der Kammer mit einem kleinen Tröpfchen einer fertig vorgelegten Mischung von 1 ccm defibriniertem Tierblut mit 199 ccm einer 1% Kochsalzlösung. Auszählung der über 16 Quadraten liegenden Blutkörperchen, Eintragung in ein Schema, Berechnung der Zahl für 1 cmm unverdünnten Blutes. (Kantenlänge eines Quadrats $1/_{20}$ mm, also Flächengröße $1/_{400}$ mm^2 und Raumgröße über einem Quadrat $1/_{4000}$ mm^3.)

3. *Weitere Zählungen.* Die Kammer wird gereinigt (Überfließenlassen von Wasser, vorsichtiges Abtupfen mit reinem weichem Läppchen), und eine neue Mischung in dem zu dem Apparat gehörigen Mischer selber hergestellt, wiederum zunächst unter Verwendung von defibriniertem Blut. Nachdem auch hierfür eine Zählung vorgenommen wurde, wird die Kammer gereinigt, der Mischer (durch Durchsaugen mit Wasser, Alkohol, Äther und Trocknung im Luftstrom der Wasserstrahlpumpe) wieder gebrauchsbereit gemacht. Neue Blutmischung unter Blutentnahme aus dem Finger. Streng aseptisch verfahren! Die FRANCKEsche Nadel wird in der Spiritusflamme erhitzt (sterilisiert); der Finger nach Waschen in heißem Wasser mit Alkohol — Äther (Mischung zu gleichen Teilen) gereinigt, mit reiner Watte getrocknet. Einstellung der Nadel auf etwa 1½ mm Stichtiefe; Einstich seitlich an der Fingerbeere des Mittelfingers in Höhe der Nagelmitte. Der Bluttropfen muß auf der trockenen Haut stehenbleiben. Beim Aufsaugen in den Mischer und Nachsaugen der Salzlösung schnell arbeiten, damit nicht Gerinnsel in der Kapillare entstehen. Weitere Maßnahmen wie bisher. — Flamme nicht im gleichen Raum, wie Äther!

4. *Zählung der weißen Blutkörperchen.* Zur Mischung verwendet man die Verdünnung 1:10, weil die Anzahl der Leukozyten wesentlich geringer ist, als die der Erythrozyten. Der Verdünnungsflüssigkeit ist Gentianaviolett und Essigsäure zugesetzt, zur Färbung der Leukozytenkerne und Auflösung der Erythrozyten (TÜRKsche Lösung). Da die von 0 bis 1 geteilte Kapillare der Mischpi-

pette verhältnismäßig weit ist, muß besonders darauf geachtet werden, daß das Blut nicht wieder ausläuft, ehe die Verdünnungsflüssigkeit (bis zum Teilstrich 11) nachgesaugt ist. Berechnung der Leukozytenzahl auf 1 mm³ des unverdünnten Bluts. Auszählung der ganzen, auf Einteilung versehenen Fläche. Größe dieser Fläche 1 mm², also Raumgröße 0,1 mm³. Berechnung des Zahlverhältnisses der Leukozyten zu den Erythrozyten. — Wann nennt man einen Körper, eine Lösung, farblos, wann weiß?

5. *Auszählung der verschiedenen Formen der Leukozyten* am Blutausstrich-Präparat. Der Blutausstrich wird mit Eosin und Methylenblau gefärbt (MAY-GRÜNWALD'sche Lösung). Es wird in einer Gesamtzahl von 200 weißen Blutkörperchen die Zahl der eosinophilen, basophilen, neutrophilen Leukozyten, der Lymphozyten und der Monozyten ausgezählt und in % berechnet.

6. *Besprechung und Anwendung der* BÜRKER'*schen Methodik* und Apparatur zur Blutkörperzählung, mit welcher noch genauere Zählergebnisse erreicht werden.

11. Praktikum.
Physikalisch-chemische Beobachtungen am Blut.

1. Bestimmung des *spezifischen Gewichts* des Blutes nach HAMMERSCHLAG. Einfallenlassen von Bluttropfen in Chloroform-Benzol-Mischungen von passend einzustellendem spezifischem Gewicht, das mit Araeometer zu ermitteln ist. Spez. Gewicht des Chloroforms 1,5, des Benzols 0,87. Beurteilung jeweils nur an dem zuletzt zugefügten Bluttropfen, ob der Tropfen schwerer oder leichter ist als die Mischung. Ausführung des gleichen Versuchs mit Serum. Zusammenstellung des Ergebnisses aller Gruppen. — Nach welchem Gesetz stellt sich das Araeometer in Flüssigkeiten ein? Warum wird das spez. Gewicht des Bluts für die Einheit Wasser = 1000 angegeben?

2. *Hämolyseversuch:* In sechs gleichweite Reagenzgläser (Probe mit der Fingerkuppe) kommen etwa 10 ccm von 0,3-, 0,4-, 0,5-, 0,6-, 1- und 10% NaCl-Lösung, nachdem in jedes Glas 0,1 ccm defibriniertes Tierblut gebracht war. *Schriftprobe* auf Durchsichtigkeit der gut vermischten Flüssigkeiten. Der Versuch wird in jeder Gruppe doppelt angestellt. Es wird festgestellt, bei welcher Lösung das Blut nach mehreren Minuten noch nicht völlig durchsichtig und bei welcher es völlig durchsichtig geworden ist. Werden die gefüllten Reagenzgläser bis zum nächsten Praktikum in den Eisschrank gestellt, so kann dann nach Senkung der Blutkörper festgestellt werden, bei welcher Mischung die überstehende Flüssig-

keit eben schon rötlich gefärbt ist, und bei welcher noch nicht. Welche Salzlösung ist also als angenähert isotonisch nachgewiesen? Was bedeutet isotonisch? hypotonisch? hypertonisch? Welche Lösungen verschiedener Stoffe sind gegeneinander isotonisch?

3. Besprechung und Vorführung des *Hämatokriten* zur Bestimmung des Gesamtvolumens der Blutkörper im Verhältnis zum Volumen des Plasmas. Genauere Ermittlung des Prozentgehalts einer isotonischen Kochsalzlösung.

4. *Osmoseversuch:* Lösung von 4% Ferrozyankali, $K_4Fe(CN)_6$, wird in kleine Schälchen gebracht. Einspritzen von konzentriertem Kupferchlorid ($CuCl_2$) mit feiner Pipette in ganz kleinem Tropfen. Beobachtung der Volum- und Farbenänderung des Tropfens mit Lupe, indem man das Schälchen etwas über einer weißen Fläche hält.

5. *Ionenbildung* in verdünnter Lösung. Beobachtung der Farbenänderung eines $CuCl_2$-Tropfens, der auf weißer Porzellanplatte mit Wassertropfen in Berührung gebracht wird. Worauf beruht die Farbenänderung?

6. Versuch über sog. „*Pufferung*" einer Lösung. Verwendet werden 10 ccm physiologische Kochsalzlösung und 10 ccm Tyrodelösung (vgl. Praktikum 5), welche Puffersubstanzen enthält. Zu jeder Lösung kommen zwei Tropfen Methylorange als Indikator. Aus einer Bürette werden so viel Tropfen $\frac{n}{10}$ HCl zugesetzt, bis Farbumschlag erfolgt. Feststellung des Tropfenunterschiedes für die Lösungen.

Durch welche Zusätze kann die in Prakt. 5 angegebene einfache (ungepufferte) Ringerlösung zu einer gepufferten Lösung gemacht werden?

7. Bestimmung der *Gerinnungszeit* des Blutes: Aus nicht zu kleiner Fingerwunde (s. bei Blutkörperzählung; Erwärmen der Hand in Wasser von 40° C nicht unterlassen!) läßt man etwa 10 bis 12 Tropfen Blut auf eine saubere flache Glasschale (Petri-Schale, Säubern mit Alkohol und Äther) auffallen. Man führt eine an Stiel befestigte Borste durch die Tropfen hindurch, und zwar jede Minute durch einen noch nicht gebrauchten Tropfen. Die Schale läßt man auf Wasser von 25° C (oder 37° C) schwimmen. Das Wassergefäß wird zwischen den einzelnen Proben mit einer Glasplatte zugedeckt. Feststellen, wann das Borstenende aus dem Bluttropfen ein Gerinnsel mitnimmt. Wiederholung des Versuches mit paraffinierten Glasschalen. Vergleich der Gerinnungszeiten mit den vorher erhaltenen.

8. *Blutgruppenbestimmung.* Ein weißes Röhrchen mit Testserum

A (enthält Serum der Blutgruppe A, gleich Agglutinin Anti-B) wird aufgefeilt und ein Tropfen auf einen Objektträger gebracht. Die Stelle wird durch einen Fettstift mit A bezeichnet. Ebenso wird mit einem braunen Röhrchen (enthält Testserum B, gleich Agglutinin Anti-A) verfahren. Der B-Tropfen soll nicht zu nahe am A-Tropfen liegen. Entnahme von Bluttropfen aus der Fingerbeere und Einbringen in die Tropfen der Testseren. Der Objektträger wird leicht geschwenkt, wobei die Tropfen nicht ineinander fließen dürfen. Gleichzeitig Beobachten der Reaktion. — Welcher Blutgruppe gehört die Vp. an, wenn 1. keine Agglutination eintritt, 2. Agglutination eintritt bei A, 3. bei B, 4. bei A *und* bei B ? Bei Vorliegen welcher Blutgruppen bei Spender und Empfänger ist Blutübertragung möglich ?

12. Praktikum.
Hämoglobinbestimmung, Spektroskopie des Blutes.

1. *Kolorimetrie.* In den Versuchen soll der Hämoglobingehalt einer unbekannten Blutprobe mit dem einer gegebenen Lösung durch Farbenvergleich festgestellt werden (kolorimetrische Methode der „Hämometrie").

a) *Verdünnungsmethode.* Mehrere Reagenzgläser von gleicher Weite aussuchen. Von defibriniertem Blut (an Stelle von Blut eines gesunden Menschen) mit H_2O eine Verdünnung 1:100 herstellen (Vergleichslösung). Von dem zu bestimmenden Blut (mit Kochsalzlösung verdünntes Tierblut, welches also vergleichbar dem Blut eines Kranken weniger Hb enthält) wird genau 1 ccm abgemessen und mit gemessenen Mengen Wasser soweit verdünnt (stufenweise, stets erneut den Farbenvergleich ausführen), bis eine Probe der einzustellenden Blutlösung der Vergleichslösung an Farbhelligkeit und -sättigung gleich erscheint, wenn beide Lösungen bei gleicher Schichtdicke (Reagenzglasweite) betrachtet werden. Fortsetzung bis die Probe deutlich zu hell erscheint. Prüfung gegen eine weiße, in einiger Entfernung von den Reagenzgläsern gehaltene Papierfläche. Tabellarische Übersicht über den Versuch, Aufschrift der zunehmenden Verdünnungen und der zugehörigen Helligkeitsbeurteilungen. Berechnen, wieviel Prozent Hämoglobin das „kranke" Blut enthält, bezogen auf das normale Blut, dessen Hb-Gehalt zu 100 gesetzt wird. Die Konzentrationen gleich aussehender Lösungen verhalten sich bei gleicher Schichtdicke wie die Verdünnungszahlen. Auf diesem Prinzip beruht das GOWERS-SAHLIsche Hämometer. — Wieviel gr Hb enthalten 100 gr normalen (gesunden) Blutes ? Wieviel gr Hb sind bei „75% Hb-Gehalt" in 100 gr Blut enthalten ?

b) Methode der *Schichtdickenveränderung.* Eine andere Methode benutzt gleiche Verdünnungen in veränderlicher Schichtdicke. Auf diesem Prinzip beruhen die Keilhämometer und die Eintauchhämometer. Bei gleicher Verdünnung und nach Einstellung der richtigen Schichtdicke (gleich erscheinende Färbung) verhalten sich die Hb-Mengen umgekehrt wie die Schichtdicken. Wir verwenden ein kleines Eintauchhämometer von LEITZ, bei welchem das normale Vergleichblut in Verdünnung 1:100 und 10 mm Schichthöhe fertig vorliegt. Aus der Fingerkuppe (vgl. 10. Praktikum) wird Blut entnommen und auf 1:100 mit Wasser verdünnt unter Zusatz von ein wenig $Na_2S_2O_4$ in Substanz. Diese Mischung wird in das Eintauchgefäß gefüllt. Man beobachtet aus etwa 30 cm Abstand und stellt die Schichthöhe auf Farbengleichheit ein. Die Einstellung wird mehrmals nacheinander ausgeführt und dann das arithmetische Mittel der erhaltenen Zahlen genommen. — Man zeichne ein Schema des vorliegenden Hämometers.

2. *Spektroskopie.* Schemazeichnungen zur spektroskopischen Methode. Einstellung der Spektroskope auf reines und scharfes Spektrum durch richtige Wahl der Spaltweite und des Okularauszuges. Zeichnung des Spektrums mit den (auch bei diffusem Tageslicht sichtbaren) FRAUNHOFERschen Linien. Wellenlängen der FRAUNHOFERschen Linien: D (im Gelb) 589 $m\mu$, E (im Grün) 527 $m\mu$, F (im Blau) 486 $m\mu$. Betrachtung der Metallinien von Li- und Na-Salzen, die in Bunsenflamme verdampft werden. Man merke sich folgende, auch für die Untersuchung des Farbensinns (27. Praktikum) wichtige Wellenlängen: Li 670 $m\mu$, Na 589 $m\mu$, Tl 535 $m\mu$. Untersuchung der Veränderungen des Spektrum: Vorhalten von Blutlösungen 1:50 oder 1:100 von Oxyhämoglobin, reduziertem Hb (ein wenig Natriumhyposulfit, $Na_2S_2O_4$, zusetzen), CO-Hb (Leuchtgas durchleiten), Met-Hb (kleinen Kristall von Ferricyankali oder noch besser farbloses Natriumnitrit ($NaNO_2$) zur Blutlösung zusetzen), salzsaurem Hämatin (etwas verdünnte Salzsäure zusetzen). Die Lösungen kommen in Reagenzgläser, die mittels Klemme vor dem Spalt befestigt werden. Auch können Keiltröge verwendet werden, um die Änderung des Blutspektrums mit Änderung der Schichtdicke festzustellen. Alle Ergebnisse der Beobachtungen in Zeichnungen festlegen. Man beachte auch die Absorption im blauen und violetten Teil des Spektrums. Wenn man die Flüssigkeitsoberfläche im Reagenzglas genau vor die Spaltmitte bringt, kann man das Blutspektrum mit dem unveränderten Spektrum vergleichen. — Wann ist ein Spektrum scharf? Wann rein?

3. *Zusätzliche Besprechungen:*
Ausführungen über *Eichung* der Apparate, über die Frage der Festlegung des Normwertes, insbesondere des deutschen und des schweizerischen. Hb-Gehalt von der durchschnittlichen Meereshöhe abhängig, in der die Bevölkerung lebt.
b) Besprechung und Vorführung von Spektroskopen und Spektrometern mit *Wellenlängenskala*. Besprechung der Absorption im Ultraviolett und Ultrarot. Darstellung der Absorption in Kurvenform. Gewinnung genauer Kurven mit Hilfe einer Photozellenanordnung und Aufschrift der Galvanometerausschläge. Dieses Verfahren kann entweder unmittelbar mit Hilfe der Blutlösung, oder mittelbar an einer spektrophotographischen Aufnahme durch geführt werden.

13. Praktikum.
Atemvolummessung, Atemdruckmessung, Gasanalyse.

1. Messungen am *Spirometer*. Plan des Spirometers zeichnen.
Vitalkapazität: Stark einatmen und nun bei verschlossener Nase ganz langsam in den Apparat ausatmen. Die Versuche werden von den Gruppenteilnehmern mehrmals ausgeführt, zur Vermeidung von Ermüdung abwechselnd. Jeder benutzt zu seinem Versuch ein eigenes Papiermundstück. *Atemvolum:* Bestimmung des Volumens der gewöhnlichen Atemluft. Ferner Feststellung der Vorratsluft und der Ergänzungsluft.

Für sämtliche Praktikumsteilnehmer wird an der Wandtafel eine *Zusammenstellung* gemacht, in welcher mit verschiedenfarbiger Kreide je die Vitalkapazität, die Körperlänge und das Körpergewicht angegeben werden. Als Norm gibt man für jugendliche Vpn an, daß die Vitalkapazität in ccm das 25fache der in cm angegebenen Körperlänge ist. Beziehungen zum Gewicht und zum „Soll-Grundumsatz" werden im Unterricht angegeben und an Hand der vorliegenden Zusammenstellung besprochen. Vergleich der im Versuch enthaltenen Werte mit den berechneten.

Zum Zweck genauer Verwertung ist das abgelesene Volum der Vitalkapazität auf 37° C (Temperatur der Lungenluft) und Wasserdampfsättigung für diese Temperatur umzurechnen. Man erhält so die eigentliche Volumänderung der Lunge. Bei gewöhnlicher Laboratoriumstemperatur wird die Umrechnung meist unterlassen, wenn es nur darauf ankommt, unter gleichen Bedingungen an verschiedenen Vpn gewonnene Ergebnisse miteinander zu vergleichen.

2. *Druckmessungen* bei verschlossener Nase und endständig mit

dem Mund verbundenem Quecksilbermanometer. Nicht stoßweise blasen, sondern Druck allmählich ansteigen oder absinken lassen.

Seitenständige Druckmessung mit Wassermanometer, welches mit dem einen Nasenloch verbunden wird, bei Atmung durch das andere.

Man führt den Versuch so aus, daß erst das eine, dann das andere Nasenloch zur Druckmessung verwendet wird. — Falls bei gleichbleibender Atmung die Druckschwankung in beiden Fällen verschieden hoch ausfällt: worin ist der Grund zu suchen?

3. *Widerstandsmessung an der Gasmaske.* An der Seitenwand einer *Luftschutz-Gasmaske* ist luftdicht ein Wassermanometer angebracht, an welchem die Druckverhältnisse im Innenraum der Maske abzulesen sind. Man atmet in normaler Frequenz und der eben ausreichenden Atemtiefe. Zunächst werden die exspiratorischen Druckerhöhungen und inspiratorischen Drucksenkungen bei Maskenbenutzung ohne Filtervorlage bestimmt, welche also lediglich durch den Widerstand der Atemventile bedingt sind. Sodann werden Filter eingelegt und der Versuch wiederholt. Vergleich mit den unter 2. erhaltenen Druckwerten. — Was ist schädlicher Raum eines Atmungsventils, einer Gasmaske? Warum sind an der Gasmaske Ventile angebracht?

4. *Gasanalyse:*

Die *Analysemethode* besteht im wesentlichen darin, daß der Gasraum (Flasche in Abb. 7) mit einer Volumeßvorrichtung versehen ist, durch welche die bei Absorption eines Gasbestandteils entstehende Volumverminderung gemessen wird. Die Absorbentien werden einer am Boden der Flasche befindlichen Wassermenge unterschichtet.

a) *Sauerstoffbestimmung* in der *atmosphärischen Luft.*

Man füllt zunächst die Flasche ganz mit Wasser und gießt 108 ccm aus. Einsetzen ins Wasserbad. Temperaturmessung des Wasserbades. Dem Bodenwasser der Flasche werden 8 ccm einer frischen Natriumhyposulfitlösung (6 gr $Na_2S_2O_4$ in 30 ccm Wasser gelöst, dazu 6 ccm einer konzentrierten Lösung von Kaliumhydroxyd) unterschichtet. Aufsetzen des Gummistopfens mit Glashahn, der nach Temperaturausgleich geschlossen wird. Die Flasche wird nun außerhalb des Wasserbades mehrere Minuten lang bei geschlossenem Hahn geschüttelt. Wiedereinsetzen ins Wasserbad. Verbindung mit dem Volumeter herstellen, in welchem dieses bei noch geschlossenem Hahn durch Heben oder Senken des Niveaurohrs auf Atmosphärendruck eingestellt wird. Erste Ablesung an der Volumteilung des Meßrohrs. Hahn des Gasraumes öffnen, Flüssigkeit steigt wegen der durch die Absorption bewirk-

ten Druckerniedrigung in der Flasche. Der Druck in dieser ist mittels Heben des Niveaurohres wiederum auf Atmosphärendruck einzustellen. Nun zweite Ablesung. Die Differenz beider Ablesungen ist der gesuchte Wert in Prozenten. Versuch wiederholen.

b) Bestimmung der *Kohlensäure* in der *Alveolarluft*. Aus der gleichen wieder mit Wasser gefüllten Flasche (vorher sorgfältig auszuspülen) werden 100 ccm Wasser ausgegossen. Die Flasche kommt dann ins Wasserbad. Mittels gebogenem Glasrohr bläst man mehrere Male Alveolarluft, durch Zusatzausatmung gewonnen, durch das Bodenwasser und den Gasraum. Bei dem Ausblasen ist streng darauf zu achten, daß nicht unmittelbar vorher tiefer eingeatmet wird als

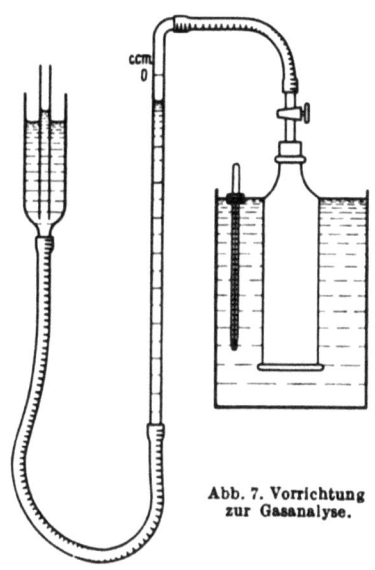

Abb. 7. Vorrichtung zur Gasanalyse.

bei gewöhnlicher Atmung, weil sonst die Zusatzausatmung nicht die gewöhnliche Alveolarluft ergibt. Nach Herausnahme des Glasrohrs wird ein etwa erbsengroßes Stück Kalium- oder Natriumhydroxyd in das Bodenwasser geworfen, der Gummistopfen bei zunächst offenem Hahn aufgesetzt und dann der Hahn geschlossen. Schütteln außerhalb des Wasserbades, etwa ½ Minute. Wiedereinsetzen ins Wasserbad. Die weiteren Maßnahmen wie bei a), unter Verwendung eines engeren Meßrohrs, entsprechend der geringeren Größe des zu messenden Volumens. Wiederholung des Versuchs.

c) Bestimmung der *Kohlensäure* in der *Ausatmungsluft*.
Es wird verfahren wie bei b), nur wird durch gewöhnliche Atmung gewonnene Ausatmungsluft statt Alveolarluft durchgeblasen. Auch dieser Versuch wird mehrmals ausgeführt.

d) Bestimmung des *Sauerstoffs* in der *Alveolarluft*.
Die Alveolarluft wird wie bei b) durch das am Boden der Analysenflasche befindliche Wasser durchgeleitet. Es sind diesmal wieder 108 ccm abzugießen. Nunmehr wird, wie bei a), mit Natriumhyposulfitlösung unterschichtet, geschüttelt und das absorbierte Volum gemessen. Von diesem ist das unter b) gefundene Volum der Alveo-

larkohlensäure abzuziehen. Da nämlich die Hyposulfitlösung stark alkalisch ist, absorbiert sie den Sauerstoff u n d die Kohlensäure. Die Lösung kann also nur dann ausschließlich zur Sauerstoffabsorption dienen, wenn keine Kohlensäure vorhanden ist, oder wenn sie vorher durch Kalilauge aus dem Luftgemisch entfernt wurde. Das erwähnte Differenzverfahren führt sehr einfach zum Ziel, wenn bei dem Versuch b) und d) die Alveolarluft die gleiche Zusammensetzung hat, was bei sorgfältiger Durchführung des Atmungsverfahrens der Fall ist.

5. Wiederholung der Versuche unter 4 zur Erreichung größerer Genauigkeit durch Einübung.

Übersichtliche Aufschrift der Werte aller Gruppen für alle Aufgaben dieses Teils des Praktikum an die Tafel.

6. *Versuche über Dyspnoe.* a) Die Vp. atmet durch ein Mundstück und einen weiten Gummischlauch an einem Krogh-Spirometer (s. Praktikum 16) ein und aus. Füllung des Spirometers mit Luft, zunächst Rückatmungsversuch ohne Einschaltung einer Alkalipatrone, danach Wiederholung der Rückatmung für gleiche Zeitdauer mit Einschaltung der Alkalipatrone in den Atmungsweg. Vergleich der beiden Kurven. — Welche Atmungsregulierung liegt vor?

b) Es wird für jeden Teilnehmer festgestellt, wie lange er den *Atem* in gewöhnlicher Einatmungsstellung *anhalten* kann. Vor Beginn des Versuchs darf die Atmung nicht vertieft werden. Nach kurzer Ruhepause wird der Versuch so *wiederholt,* daß unmittelbar vorher fünf äußerst tiefe Atemzüge gemacht werden (Hyperventilation). Sodann nochmalige Wiederholung mit zehn vorausgehenden tiefsten Atemzügen. Zusammenstellung aller Ergebnisse.

7. *Berechnung von Partialspannungen* aus den Normwerten für die Zusammensetzung *der Alveolarluft* (14,6% O_2 und 5,6% CO_2).

a) Berechnung des Partialdruckes des Sauerstoffs und der Kohlensäure in den Alveolen bei einem Luftdruck b von z. B. 755 mm Hg. Die Wasserdampfspannung e in den Lungen ist bei 37° C gleich 45 mm Hg. Dieser Wert ist vom Luftdruck abzuziehen.

Die Sauerstoffspannung ist $= (b-e) \cdot \dfrac{14,6}{100}$ mm Hg.

b) *Berechnung des Luftdrucks,* bei welchem die *Partialspannung* des *Sauerstoffs* die *kritische Grenze* von 40 mm erreicht, bei welcher auch der ruhende Körper nicht mehr genügend mit Sauerstoff versorgt wird. Es sollen dabei das Volum (500 ccm) und die Frequenz (16 je Minute) der Atemzüge als unverändert angenommen werden

Blutgase.   33

(etwa Freiballonaufstieg oder Aufstieg im Flugzeug bei Körperruhe). Da infolge des in der Höhe geringeren Luftdrucks im gleichen Volum der Lungenluft weniger Gesamtsauerstoff vorhanden ist, wird bei gleichbleibender Atmung der Prozentgehalt des O_2 der Alveolarluft auch bei unverändertem Ruheumsatz gegen die oben angegebene für Meereshöhe geltende Zahl (14,6%) abnehmen. Man nehme zur Berechnung 12% an. Aus dem errechneten Luftdruck wird nach beistehender Tabelle die Höhe über dem Meere entnommen, bei welcher unter den angegebenen Verhältnissen die kritische Grenze des Sauerstoffpartialdrucks erreicht wird. — Durch welche unwillkürlichen und willkürlichen Vorgänge und Maßnahmen kann man ohne Gefahr noch größere Höhen erreichen?

Höhe in Metern	Luftdruck in mm Hg
0	760
1000	670
2000	600
3000	525
4000	460
5000	400
6000	350
7000	310
8000	270
9000	230
10000	200

14. Praktikum.
Blutgase.

1. *Entgasung* des Blutes mit einer *Wasserstrahlpumpe*. Apparatur wie in Abb. 7. In die Entgasungsflasche, die mit Gummistopfen und Hahn versehen ist, 3 ccm defibriniertes Blut einfüllen, das vorher gut mit Luft geschüttelt ist. Hahn gut fetten. Zufügung von Glasperlen, die die Schaumbildung bei der Entgasung vermindern, um die Schaumbildung beim Schütteln zu vermindern. Mit Wasserstrahlpumpe bis zum Verschwinden der O_2-Hb-Streifen (Beobachtung einer dünnen an der Glaswand ablaufenden Blutschicht mit Spektroskop) unter Umschütteln entgasen, wenn nötig unter vorsichtiger Erwärmung auf 38° C im Wasserbad. Wenn der Blutschaum in dem Hahn aufsteigt, schließt man diesen einige Zeit. Bei Steigen des Wassers in der Pumpe drehe man schnell den Hahn des Kolbens kurze Zeit zu.

2. *Gasaufnahme* des Bluts aus der atmosphärischen Luft. Flasche nach Abnehmen von der Pumpe (zuerst Flaschenhahn, dann Pumpenhahn schließen!) in Wasserbad von Zimmertemperatur einsetzen. Hahn öffnen, damit Luft einströmt, und nach etwa einer Minute wieder schließen, wenn Temperaturausgleich der Luft und des Glases mit dem Wasser angenommen werden kann. Flasche bei gut geschlossen gehaltenem Hahn zur Gasaufnahme durchschütteln, O_2-Hb-Streifen feststellen. Wieder ins Wasserbad einsetzen. Verbindung mit der Meßvorrichtung, die

ganz der im vorigen Praktikum benutzten entspricht (s. Abb. 7). Ablesen des Standes an der Inhaltsteilung des Meßrohres bei Atmosphärendruck. Nun Öffnung des Flaschenhahnes und Ausgleich der durch die Gasabsorption entstandenen Druckdifferenz durch Heben des Niveaurohrs. Wiederum Ablesung des Standes der Sperrflüssigkeit an der Inhaltsteilung. Der Unterschied beider Ablesungen bedeutet die Menge des vom Blut absorbierten Gases, vorwiegend Sauerstoff, außerdem etwas Stickstoff (der hier seines geringen Absorptionskoeffizienten wegen vernachlässigt werden kann). Reduktion auf Trockenheit, 760 mm Hg und 0° C nach der bekannten Formel. (Reduktionsformel herleiten!) Angabe des O_2-Gehaltes in Prozenten. Wiederholung des Versuchs zur Erzielung größerer Genauigkeit durch Einüben.

3. *Entgasung von CO-Blut.* a) *Vorversuch:* Mit Wasser verdünntes Blut (etwa 1:50) wird mit Leuchtgas durchströmt. Beobachtung der Farbenänderung und Aufzeichnung des Spektrum. Hinzufügen von $Na_2S_2O_4$. Schütteln, nochmals Beobachtung des Spektrum. Man stellt den Unterschied des Verhaltens von Hb·CO und Hb·O_2 gegen das Reduktionsmittel fest (vgl. 12. Praktikum, unter 2). b) *Hauptversuch:* Man verdünnt Blut mit physiologischer Kochsalzlösung auf 1:200 und schüttelt es gut mit Luft durch. Eine Probe (Probe 1) dieser Blutmischung kommt in eines von drei gleichweiten Reagenzgläsern. Eine weitere, etwas größere Probe der Blutmischung, wird 1 Minute lang mit Leuchtgas durchströmt, bis die Farbänderung (bläulich-rot statt gelblich-rot) gegen das sauerstoffhaltige Blut sehr deutlich ist. Die Hälfte dieses CO-Blutes kommt in das zweite Reagenzglas (Probe 2), die andere Hälfte wird 3 Minuten lang mit Luft geschüttelt und kommt dann in das dritte Reagenzglas (Probe 3). Es wird jetzt durch Betrachten gegen eine etwa 10 cm abstehende weiße Fläche festgestellt, ob Probe 3 der Farbe nach näher an Probe 1 oder Probe 2 steht. Bei Bedarf wird Probe 3 noch etwas länger geschüttelt, bis sie keinen nennenswerten Unterschied mehr von Probe 1 zeigt, von Probe 2 hingegen sehr verschieden ist. — Welcher Schluß ergibt sich hieraus auf die Bindungsweise des CO an das Hb? Fest oder locker? Oder, anders ausgedrückt: irreversibel oder reversibel? Wie sind die beobachteten spektroskopischen Veränderungen zu erklären? Wie erklären sich die Färbungsverschiedenheiten des roten Hb·O_2, des blauroten Hb und des „kirschroten" Hb·CO aus dem spektroskopischen Befund? Wie sind die Bindungsverhältnisse von O_2 und CO mit Hb in einer Formel darzustellen? Bei welchen Gelegenheiten tritt CO-Vergiftung auf? Welches sind die Gegenmaßnahmen?

4. *Barcroft-Haldanesche* Blutentgasungsmethode. Mittels Ferricyankali, $K_3Fe(CN)_6$, wird Oxyhaemoglobin, $Hb \cdot O_2$, in Methaemoglobin, $Hb \cdot OH$, verwandelt. Dabei wird der ganze gebundene O_2 frei; das OH des Methb stammt aus den Ionen des Wassers. In die Gasflasche werden 3 ccm defibriniertes Tierblut und 4,5 ccm verdünnte Ammoniaklösung (Saponin 0,5 gr, Ammoniakwasser konzentriert 0,5 ccm, in 250 ccm Wasser gelöst) gefüllt und gut geschüttelt. Einsetzen ins Wasserbad. Nachdem das Blut lackfarbig wurde, werden mehrere kleine Stückchen Ferricyankali in das Glas gebracht. Stopfen aufsetzen und Hahn schließen. Außerhalb des Wasserbades bei gut geschlossenem Hahn etwa 5 Minuten schütteln. Einsetzen ins Wasserbad. Verbindung mit der Volummeßröhre, in welcher das Wasser hoch oben einzustellen ist, da diesmal Volumvermehrung stattfindet. Einstellung auf Atmosphärendruck. Erste Ablesung. Hahn öffnen, nochmals auf Atmosphärendruck durch Senkung des Niveaurohrs einstellen, zweite Ablesung. Umrechnung des Ergebnisses nach Reduktion des abgelesenen Volums auf 0°, 760 mm Druck und Trockenheit auf 100 ccm Blut. Wiederholung des Versuchs.

15. Praktikum.
Gesamtgaswechselbestimmung nach REGNAULT und REISET am Meerschweinchen.

1. Das *Grundsätzliche des Verfahrens* (Abb. 8) besteht darin, daß ein Versuchstier (Meerschweinchen) unter einer Glasglocke von der Außenluft ganz abgeschlossen wird. Aus einer Vorratsflasche wird Sauerstoff dem Verbrauch entsprechend zugeführt, während die Kohlensäure mit Hilfe einer angeschlossenen Lüftungsvorrichtung (Schaukel) absorbiert wird. Der Sauerstoff wird volumetrisch, die Kohlensäure titrimetrisch bestimmt.

Der *Sauerstoff* befindet sich in einer Flasche unter Wasserabschluß. Aus einer angeschlossenen MARIOTTEschen Flasche (welchen Zweck hat sie?) kann man eine ablesbare Wassermenge in die Sauerstoffflasche zufließen lassen, so daß die gleiche Menge Sauerstoff in den Versuchsraum überströmt. Auf dem Wege ist ein Wasserventil eingeschaltet, um zu verhindern, daß Glockenraumluft in den Sauerstoffvorrat rückströmt. Ferner ist seitlich ein Wassermanometer angebracht, welches durch Sinken des Drucks anzeigt, wann wieder Sauerstoff in die Glocke zu leiten ist.

Zur Absorption der Kohlensäure dient Barytwasser (konz. Lösung von $Ba(OH)_2$), welches vor und nach dem Versuch (nach Abfiltrieren des Baryumkarbonates) mit $^1/_{10}$ Normal-Oxalsäure titriert wird. Normal-Oxalsäure ist unter Berücksichtigung des

Kristallwassers oder mit Verwendung kristallwasserfreier Säure besonders leicht herstellbar. Vor und nach dem Versuch werden Proben von 10 ccm des Barytwassers titriert. —
   Was ist eine Normallösung? Welches Molekulargewicht hat Oxalsäure? Was würde unter einer Normal-Kohlensäurelösung zu verstehen sein?

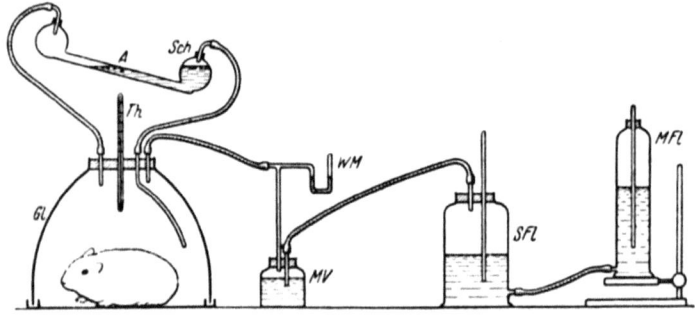

Abb. 8. Verfahren zur Bestimmung des Gesamtgaswechsels, nach REGNAULT und REISET. *Gl* Glasglocke, *Th* Thermometer, *Sch* Schaukelgefäß mit Barytwasser, *A* Achse der Schaukel, *WM* Wassermanometer, *MV* Müllersches Ventil, *SFl* Sauerstoff-Flasche, *MFl* Mariottesche Flasche (am Stativ in der Höhe verstellbar).

2. *Durchführung des Versuchs:* Der Versuch wird in zwei Teilen durchgeführt. Im ersten Teil wird die CO_2-Abgabe, im zweiten auch die O_2-Aufnahme, beides unter möglichst den gleichen Bedingungen, bestimmt. Der Grund für die Teilung liegt darin, daß die O_2-Bestimmung genauer wird, wenn der Versuch schon einige Zeit in Gang war.
   a) Erster Versuchsteil: Ermittlung der CO_2-Abgabe. Das Meerschweinchen wird gewogen und unter die Glocke gesetzt, der untere Glockenrand durch Aufgießen von Glyzerin in die Rinne des Grundtellers abgedichtet. Die mit 250 ccm Barytwasser beschickte Schaukel wird nach Aufsetzen der Stopfen, deren Schläuche zur Glocke führen, langsam in Bewegung gesetzt. Stunde und Minute des Versuchsanfangs aufschreiben. Das Manometer *WM* zeigt zunächst eine Drucksteigerung an, welche von Erhöhung der Temperatur und der Wasserdampfspannung in der Glocke herrührt (Feuchtigkeit der Ausatmungsluft). Man beginnt mit der Sauerstoffzufuhr erst, wenn der Druck infolge steter Absorption der ausgeatmeten Kohlensäure unter die Höhe des äußeren Drucks sinkt. Versuchsdauer 20 Minuten. Versuchsbeendigung durch Absperren der Sauerstoffzufuhr und Abstellen der Schau-

kelbewegung. Ablesung des Volums des zugeführten Sauerstoffs. Filtrieren und Titrieren des Barytwassers: siehe c).

b) Zweiter Versuchsteil: Genauere Ermittlung der O_2-Aufnahme. Dieser Versuchsteil schließt sich ohne Zeitverlust unmittelbar an den ersten Teil an. Ein zweites Schaukelgefäß wird wiederum mit 250 ccm Barytwasser gefüllt, mit dem Glockenraum verbunden und in Bewegung gesetzt. Die Sauerstoffzufuhr wird wieder so geregelt, daß der Druck in der Glocke stets gleich dem äußeren Luftdruck ist. Es wird das Wasser in der Mariotteschen Flasche *MFl* nachgefüllt und der Wasserstand abgelesen. Nach einer weiteren Versuchszeit von 20 Minuten wird dieser Wasserstand nochmals abgelesen. Die Differenz beider Ablesungen gibt das Volum des im zweiten Versuchsteil zugeführten Sauerstoffs. Dieses ist auf 0° C, 760 mm Druck und Trockenheit zu reduzieren.

c) Feststellung der im ersten Versuchsteil abgegebenen CO_2-Menge in gr. Der Inhalt des Schaukelgefäßes wird am offenen Fenster (Vermeidung von weiterer CO_2-Aufnahme aus der Zimmerluft) filtriert (Faltenfilter vorher befeuchten). Je 10 ccm des Filtrats werden von möglichst vielen Praktikumsteilnehmern gegen 1/10 Normaloxalsäure titriert, unter Verwendung eines Tropfens Phenolphthalein als Indikator. Während die Anfangsbarytlösung für alle Versuchsanordnungen die gleiche ist, wird die Endbarytlösung bei den einzelnen Versuchsaufstellungen verschiedene Werte geben.

Berechnung der Gramm-Menge der abgegebenen CO_2: Die Titerdifferenz des Anfangs- und des Endbarytwassers wird auf 250 ccm aufgerechnet. Man erhält somit die Menge $^1/_{10}$ Normalsäure, welche deshalb am Versuchsschluß weniger benötigt wird, um die 250 ccm Barytlösung auszutitrieren, weil das Tier Kohlensäure in die Barytlösung ausatmete. Es seien a ccm Titerdifferenz der $^1/_{10}$ Normalsäure für die 250 ccm Barytlösung gefunden worden. Dann hat das Tier offenbar die in a ccm $^1/_{10}$ Normal-Kohlensäure enthaltene CO_2-Menge in die Barytlösung der Schaukel abgegeben. Mithin muß man die gr-Menge CO_2 in a ccm $\frac{n}{10}$ H_2CO_3 berechnen. Gang der Rechnung: Wieviel gr H_2CO_3 sind im Liter einer $\frac{n}{1}$ H_2CO_3-Lösung (laut Definition einer Normal-Säurelösung) vorhanden? Mithin wieviel gr CO_2? Wieviel gr CO_2 in 100 ccm einer Lösung von $\frac{n}{10}$ H_2CO_3? Wieviel gr CO_2 in a ccm einer Lösung von $\frac{n}{10}$ H_2CO_3?

Umrechnung der Gramme CO_2 auf 1 Stunde und 1 kg Tier. Ferner Umrechnung der Gramm CO_2 in Kubikzentimeter. 1 Liter

CO_2 (0°, 760 mm Hg-Druck, trocken) wiegt 2 gr (genau 1,97 gr). Berechnung des O_2-Verbrauchs in L je 1 Stunde und 1 kg, Aufstellung des respiratorischen Quotienten, nach Reduktion der abgelesenen Sauerstoffmenge auf 0°, 760 mm Hg und Trockenheit (siehe b).

Warum wird der respiratorische Quotient aus den Volumzahlen und nicht aus den Gewichtszahlen aufgestellt?

Aus welchen Zahlen kann man das Gewicht von 1 Liter O_2 berechnen, wenn das von 1 Liter CO_2 gegeben ist?

d) *Ergänzende Auswertung* des Versuches: Besprechung und Ausführung einer *Zusatzrechnung* für den *Sauerstoffverbrauch:* Da die Temperatur im Glockenraum am Anfang und Ende des Versuchs nicht gleich ist, der Druck in ihm aber auf gleicher Höhe gehalten wurde, blieb auch bei vollständiger CO_2-Absorption die O_2-Menge des Glockenraums nicht gleich. Man reduziert den das Tier umgebenden Glockenraum von der Anfangs- und Endtemperatur auf 0°. Die Differenz ist das gesuchte O_2-Volum, welches vom Tier ausser dem zugeführten O_2 verbraucht wurde. Die *Vollständigkeit* der CO_2-*Absorption* kann durch Entnahme und Analyse einer Luftprobe aus dem Glockenraum vor Versuchsschluß nachgeprüft werden.

b) *Berechnung der Wärmeabgabe* (Stoffwechselgröße) aus dem Sauerstoffverbrauch: 1 Liter O_2-Verbrauch entspricht beim respiratorischen Quotienten von 1 einer Wärmeabgabe von 5 Kal., beim RQ von 0,8 einer Wärmeabgabe von 4,8 Kal. Aus welcher Berechnung ergeben sich diese Zahlen? (vgl. Praktikum 16).

16. Praktikum.
Gesamtgaswechselbestimmung am Menschen.

a) *Nach* ZUNTZ-DOUGLAS. Das Grundsätzliche des Verfahrens besteht darin, daß die Versuchsperson durch Atemventile (Zeichnung anfertigen!) aus der Zimmerluft (Zimmer gut lüften!) einatmet und in einen zunächst leeren dünnwandigen Sack ausatmet. Durch Analyse einer Probe der Sackluft (Verfahren ähnlich wie im 13. Praktikum) wird die prozentische Zusammensetzung der Ausatmungsluft bestimmt. Da die Zusammensetzung der atmosphärischen Luft bekannt ist, kann die prozentische Abgabe von CO_2 und Aufnahme von O_2 ermittelt werden. Die ausgeatmete Luftmenge wird durch Austreiben in eine Gasuhr bestimmt. Die gemessene Menge wird auf 0°, 760 mm Hg und Trockenheit reduziert (vgl. 14. Prakt.) und nun mit Hilfe der Prozentzahlen die während

der Versuchsdauer aufgenommene O_2- und abgegebene CO_2-Menge in Litern berechnet. Aufstellung des respiratorischen Quotienten. Umrechnung der gefundenen Sauerstoff- und Kohlensäuremenge auf 1 Stunde und auf 1 kg. Berechnung der Kalorienproduktion pro kg und Std. s. unten. Vergleich mit den Zahlen des Versuchs am Meerschweinchen.

b) *Nach* KROGH. Das Grundsätzliche des Verfahrens besteht darin, daß man durch einen Schlauch in ein mit Schreibvorrichtung versehenes kastenförmiges Spirometer (zeichnen!) ausatmet und durch einen zweiten Schlauch aus ihm einatmet. Zum Unterschied vom vorigen Verfahren sind hier also die Luftwege nach außen völlig abgeschlossen. Das Spirometer ist mit Sauerstoff gefüllt. Zur Steuerung des Luftstroms ist wieder ein Atemventil notwendig. Im Kasten ist ferner in großer Oberfläche über Holzstäbe ausgebreitetes Fließpapier enthalten, welches mit verdünnter Kalilauge getränkt ist. Diese absorbiert die CO_2. Der Kastendeckel bewegt sich im Rhythmus der Atmung und zeigt dadurch das Atemvolum an. Dieses soll möglichst gleichmäßig sein (Einüben!). Infolge des Verbrauchs des Sauerstoffs und der gleichzeitig erfolgenden Absorption der ausgeatmeten Kohlensäure sinkt der Deckel allmählich gleichförmig ab. Aus der Höhe des Absinkens ergibt sich der Sauerstoffverbrauch, wenn das Spirometer geeicht wurde, am besten mittels einer kleinen Gasuhr, durch welche eine abzulesende Luftmenge in das Spirometer getrieben wird.

Weitere Berechnung entsprechend wie bei a). Ferner: Berechnung des Kalorienwertes für den Tag unter Zugrundelegung der Tatsache, daß der Verbrauch von 1 Liter O_2 die Wärmemenge 5 Kal ergibt, wenn der resp. Quot. gleich 1 ist. Für den in der Regel vorhandenen resp. Quot. 0,85 ist die Zahl etwas kleiner, nämlich 4,86 Kal.

Würde der Versuch an einem Menschen morgens vor dem Frühstück in Bettruhe ausgeführt, so wäre der erhaltene Kalorienwert als *Grundumsatz* zu bezeichnen. Der Umsatz bei gewöhnlicher Körperruhe im Sitzen (oder Liegen) heißt *Ruheumsatz*.

c) *Erhöhung des Gaswechsels bei körperlicher Arbeit.* Während des Gaswechselversuchs werden Gewichte hochgestemmt, etwa beiderseits 5 kg, die Hebungen in 2 Sekunden Abstand. Man berechne die in der Versuchszeit geleistete Arbeit aus Gewicht, Hubhöhe, Hubanzahl. Da auch durch Hebung der Arme selbst Arbeit geleistet wird, ist diese hinzu zu addieren. Sie ist annähernd gleich dem Armgewicht mal der halben Hubhöhe mal der Hubanzahl. Das Gewicht jedes Arms beträgt etwa 3,5 kg. Da der Armschwerpunkt etwas schulterwärts von der Armmitte liegt, ist 3 kg der einzusetzende Näherungswert. — Warum ist nur die halbe Hubhöhe einzusetzen?

Bei Benutzung des Douglas-Sackes kann die zusätzliche Arbeitsleistung auch durch Treppensteigen ausgeführt werden. Man benutze den Versuch ferner zur Feststellung der Pulsfrequenz unmittelbar vor und nach dem Treppensteigen.

17. Praktikum.
Verbrennungskalorimetrie.

1. *Bestimmung der Verbrennungswärme von 1 gr Milchzucker.* Bei der vorliegenden STOHMANNschen Methode (Gerät nach v. KRIES siehe Abb. 9) wird die zu verbrennende Substanz 1,2 gr Milchzucker mit chlorsaurem Kali (13,5 gr) und Braunstein (1,5 gr) vermengt und in einer kleinen Taucherglocke verbrannt. Das chlorsaure Kali gibt eine genügende Menge Sauerstoff ab, der Braunstein ist Katalysator. Gezündet wird mit einer in das Substanzgemisch hineinreichenden glühend gemachten Platinschlinge.

Die Kalorienanzahl ist aus Wassermenge (in gr) und Temperatursteigerung zu berechnen. Wasserwert der Metallteile aus Gewicht und spezifischer Wärme zu ermitteln. Wägung der Eisen- und Kupfer- (bzw. Messing-) Teile für sich. Spezifische Wärme des Eisens 0,11, des Kupfers 0,09. Danach Ausrechnung der Wasserwerte für die Metallteile. Die Summe der Wasserwerte ist der tatsächlichen Wassermenge zuzuzählen. — Was ist 1 Kalorie? Was spezifische Wärme? Wasserwert?

Ausführung des Versuches:

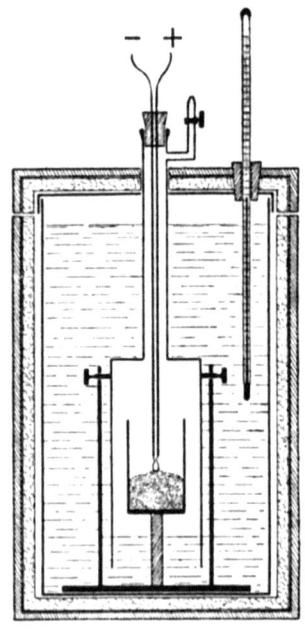

Abb. 9. Verbrennungskalorimeter, nach STOHMANN-V. KRIES.

Blechgefäß, welches mit isolierender Hülle umgeben ist, mit 2300 gr Wasser von Zimmertemperatur füllen. Genaue Temperaturablesung an feinem Thermometer (Schätzung auf $1/100$ Grad). Chlorsaures Kali und Braun-

stein, vor der Wägung sorgfältig getrocknet, werden nach Pulverisieren der ersteren Substanz vorsichtig vermischt und dann der Zucker zugemischt. Stoßen oder zu starkes Reiben muß vermieden werden. Das Gemisch darf keine Brocken oder Ungleichmäßigkeiten erkennen lassen. Einfüllen des fertig bereitstehenden Gemisches in eine kleine Kupferbüchse, deren Löcher verklebt werden. Aufschrauben der Taucherglocke. Nach Zusammenstellung des Apparates und Schließung des Hahnes, welcher sich oben an dem in die Taucherglocke führenden Rohr befindet, wird der Apparat vorsichtig in das Wasser versenkt und nochmals die Temperatur unter Zuhilfenahme einer Lupe genau abgelesen. Vermeidung von Ablesungsparallaxe! — Bei welchen Ablesungsteilungen ist Fehler durch Parallaxe möglich, bei welchen nicht?

Jetzt durch eine etwa 3 Sekunden lang währende Schließung des die Platinschlinge erhitzenden Stromes zünden. Die Zündung wird vom Mechaniker überwacht, damit Durchbrennen der Schlinge vermieden wird. Abwarten, bis die unter Gasentwicklung vor sich gehende Verbrennung abgelaufen ist. Darauf Öffnen des genannten Hahnes, Heben und Senken des Apparates im Wasser zur Erzielung des Temperaturausgleiches; von Minute zu Minute wird das Thermometer abgelesen und jeweils sein Stand notiert. Der höchste Stand wird der Rechnung zugrunde gelegt.

Von dem Kalorienwert (Temperaturdifferenz × Summe von Wassermenge und Wasserwerten) sind abzuziehen die aus Zersetzung von 13,5 gr $KClO_3$ freiwerdende Wärmemenge und ihm zuzuzählen die bei Auflösung der dabei sich bildenden KCl-Menge gebundene Wärmemenge. Zersetzung von 1 gr $KClO_3$ gibt 79 kal, Auflösung von 1 gr KCl bindet 59 kal. Die bei Zersetzung von 13,5 gr $KClO_3$ entstehende Menge KCl läßt sich mit Hilfe der Molekulargewichte berechnen. Wieviel gr KCl entstehen aus 122,5 gr $KClO_3$? Atomgewichte: $K = 39$; $Cl = 35,5$; $O = 16$.

Zum Schluß Umrechnung der Wärmemenge in kleinen Kalorien auf 1 gr Milchzucker. Anschreiben der Ergebnisse aller Gruppen an die Tafel. Genauer Wert (ermittelt mit BERTHELOT-BOMBE) für 1 gr Milchzucker ist 3780 kal. (4,1 Kal ist der Durchschnittswert für Gemisch von Mono- und Polysacchariden in Nahrungsmitteln. Für Stärke ist der genaue Wert 4228 kal).

2. Die *Bindung von Wärme bei Auflösen von KCl* (s. oben) kann in einer Thermosflasche gemessen werden. 10 gr KCl (trocken gewogen) in 400 ccm Wasser lösen. Temperaturabnahme messen. Die Kalorien ergeben sich wieder als Produkt der Wassermenge mit

42 Tierkalorimetrie. Berechnung von Nahrungszusammenstellungen.

der Temperaturdifferenz. Zusammenstellung der Ergebnisse für alle Gruppen.

3. *Verbrennung anderer biologisch wichtiger Stoffe.*
Das Blechgefäß wird geleert und erneut mit 2300 gr Wasser gefüllt. Die Taucherglocke und die Büchse für die Mischung werden getrocknet. (Vorsicht mit der Platinschlinge!) Sodann werden Versuche ausgeführt mit:

a) *Palmitinsäure.* Man mischt 6,75 gr $KClO_3$ mit 0,75 gr MnO_2 und 0,5 gr Palmitinsäure unter Zufügung von 1 gr Kaolin (Tonerde, zur Auflockerung des Gemisches). Versuchsdurchführung im übrigen wie bei 1. Palmitinsäure gibt für 1 gr 9318 kal. — Hat 1 gr Fett einen wesentlich anderen Verbrennungswert, als 1 gr Fettsäure? Haben die einzelnen Fettarten je 1 gr einen sehr verschiedenen Verbrennungswert?

b) *Harnstoff.* Man mischt 13,5 gr $KClO_3$ mit 1,5 gr MnO_2 und 0,75 gr Harnstoff (gut im Exsikkator getrocknet und vor Beimischen fein zerrieben). Versuchsdurchführung im übrigen wie bei 1. Berechnung auf 1 gr Harnstoff. Bei Anwendung genauester Verfahren gibt 1 gr Harnstoff 2525 kal. — Eiweiß (Eiereiweiß) gibt im Kalorimeter je gr 5687 kal. Wieviel kal liefert 1 gr Eiweiß bei Verbrennung im Tierkörper? Wieviel gr Harnstoff entstehen aus 1 gr Eiweiß? (Bei der Beantwortung dieser Frage geht man von dem durchschnittlichen N-Prozentgehalt des Eiweiß aus).

18. Praktikum.

Tierkalorimetrie. Berechnung von Nahrungszusammenstellungen nach dem Kostmaß. Kaloriengehalt des Kostmaßes.

1. *Tierkalorimetrie.* Das *Grundprinzip* der Methodik (v. KRIES) besteht darin, daß ein Versuchstier in eine *Dewar*sche Flasche (Thermosflasche) gebracht wird, durch welche ein kupfernes Schlangenrohr läuft. Dieses wird mit kaltem Wasser so durchströmt, daß die an einem Luftthermometer ablesbare Temperatur im Versuchsraum nicht steigt. Dann ist die entzogene Wärmemenge $= M_w \cdot \vartheta$, wenn M_w die Wassermasse in Gramm und ϑ die Temperatursteigerung des Wassers bedeutet. Sie ist gleich der vom Tier abgegebenen Wärme. Die Apparatur (Abb. 10) ist mit Kompensationseinrichtung versehen (im Bilde links), welche den Einfluß etwa erfolgender stärkerer Änderungen von Temperatur und Druck im Arbeitsraum ausgleicht. Das Luftthermometer besteht aus den Kapseln H_1 und H_2, verbunden durch ein leicht gebogenes Glasrohr, das einen gefärbten Tropfen enthält. Die Versuchsausführung erfolgt zuerst an einem *jungen Meerschwein-*

Tierkalorimetrie. Berechnung von Nahrungszusammenstellungen. 43

chen, darauf an einer *Ratte*, oder an *zwei Mäusen*. Zuerst Hähne so stellen, daß sowohl die Kapseln H_1H_2 als auch das Indexrohr des Luftthermometers mit der Außenluft verbunden sind. Tier wägen und dann mit Nase zum Luftloch in die Flasche setzen, Flasche dicht anschieben. Hähne so drehen, daß die Luftkapseln H_1 und H_2 nach außen abgeschlossen sind und nur der Weg zum Tropfen frei ist. Eiswasser fließen lassen, wenn der Tropfen vom Tier weg zu wandern beginnt. Zufluß wieder abstellen, wenn der Tropfen rückwandert usf. Der Tropfen soll also nur wenig um die durch einen kleinen Gummiring angegebene Nullstellung hin und her wandern. Versuchsdauer 20 Minuten. Man beobachte das Verhalten des Tieres durch einen im Kalorimeterbelag angebrachten Schlitz (Beleuchtung mit Taschenlampe). Kurz vor Versuchsende wird das Wasser im Ausflußgefäß *b* gut umgerührt und die Temperatur abgelesen. Für die Temperatur des Wassers im Zuflußgefäß *a* nehme man das arithmetische Mittel zwischen Temperatur zu Beginn und Ende des Versuchs.

Die erhaltenen Werte sind zunächst auf 1 kg und 1 Stunde umzurechnen. Sodann werden sie auf 1 qm Oberfläche und 1 Stunde

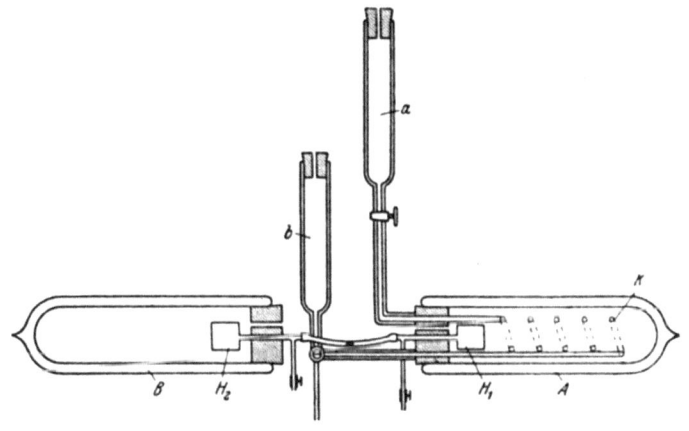

Abb. 10. Tierkalorimeter nach dem Verfahren von v. KRIES und D'ARSONVAL.
A und *B* Dewarsche Flaschen. *A* der Tierraum, *B* der Kompensationsraum. H_1 und H_2 Hohlräume des Luftthermometers, *a* und *b* Zu- und Abflußflasche zum Kupferrohr *K*.

berechnet. Für unsere Zwecke genügt es, die Tieroberfläche aus der Körperlänge (Nase bis Rumpfende bei gebeugtem Kopf) und dem Umfang in der Körpermitte zu berechnen. Der Körper von Ratte oder Meerschweinchen würde mit Annäherung den errechneten Zylinder ausfüllen.

Weiter wird aus der Kalorienabgabe je kg und Stunde der Sauerstoffverbrauch berechnet (vgl. 16. Praktikum, unter b), und das Ergebnis mit dem des Regnault-Reiset-Versuchs verglichen (15. Praktikum).

Aufschrift aller erhaltenen Werte auf die Tafel.

Schließlich wird ein Versuch an einem *Kaninchen* gemacht, unter Verwendung eines entsprechend größeren, nach den gleichen Grundsätzen gebauten Apparates.

2. *Nahrungsberechnungen.* Nach vorgelegten Tabellen über die Zusammensetzung von Nahrungsmitteln sollen verschiedene „Nahrungen" nach den Angaben des *Voit*schen Kostmaßes berechnet werden. Berechnung des Kaloriengehaltes des *Voit*schen Kostmaßes: 118 gr Eiweiß, 56 gr Fett, 500 gr Kohlehydrate. Wieviel Kalorien enthält dieses Kostmaß? Welcher Arbeit (leicht, mittel, schwer) entspricht es? Weitere Nahrungsberechnungen nach einem neueren Kostmaß mit geringerem Eiweißgehalt (etwa 80 gr Eiweiß, 50—60 gr Fett, 450 gr Kohlehydrat) für 2400—3000 Gesamtkalorien. Man berechne z. B. eine Nahrung aus Kartoffeln mit Hering, und Milch mit Brot.

19. Praktikum.
Grundversuche aus der Elektrizitätslehre.

1. *Bestimmung einer elektromotorischen* Kraft nach dem Ohmschen Gesetz. Akkumulator oder Daniellsches Element, Stromschlüssel, Stromwender, Galvanometer (Milliamperemeter) werden zu einem Stromkreis verbunden. Ist dessen Widerstand und die Stromstärke bekannt, so kann die elektromotorische Kraft berechnet werden. Widerstand des vorliegenden Galvanometers 100 Ohm. Frage, ob dagegen die übrigen Widerstände vernachlässigt werden dürfen. Der Versuch wird erst mit einem Akkumulator, dann mit einem Daniellschen Element ausgeführt.

2. *Bestimmung eines Widerstandes* im Hauptkreis. Stromkreis wie bei 1., jedoch mit Einschaltung des zu bestimmenden Widerstandes. Genaue Ablesung der Stromstärke, Berechnung des Widerstandes nach der Ohmschen Gleichung unter Einsetzung des bei 1. ermittelten Wertes der elektromotorischen Kraft des Akkumulators. Wiederholung der Bestimmung mit zwei hintereinander geschalteten Akkumulatoren.

3. *Bestimmung eines Widerstandes* mit der *Wheatstoneschen Brückenmethode.* Schema für die Anordnung (Abb. 11). Wenn C und D gleiches Potential haben, ist $r_1:r_2 = r_3:r_4$. Wenn also die Brücke, welche das Galvanometer enthält, stromlos ist, ver-

Grundversuche aus der Elektrizitätslehre. 45

hält sich der zu bestimmende Widerstand r_1 (in unserem Fall eine Induktionsspule, oder ein bekannter, aber als unbekannt angenommener Widerstand) zum Vergleichswiderstand r_2 (= 100 Ohm) wie die durch den Schieber C abgeteilten Drahtlängen AC und

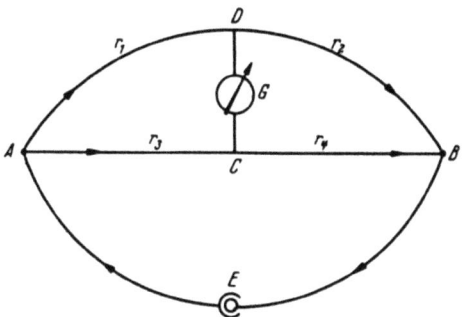

Abb. 11. Anordnung zur Bestimmung eines Widerstandes r_1 mit der Wheatstoneschen Brücke. AB ist der Meßdraht, C ein auf ihm verschiebbarer Kontakt, r_2 ein bekannter Vergleichswiderstand. DC ist die Brücke. In ihr liegt das Galvanometer (ein Nullinstrument, Galvanoskop, würde genügen). r_3 und r_4 sind die Widerstände der Drahtstrecken AC und CB.

CB. Man suche diejenige Schieberstellung auf, bei welcher das Galvanometer eben noch nach links und diejenige, bei welcher es eben noch nach rechts ausschlägt und nehme das arithmetische

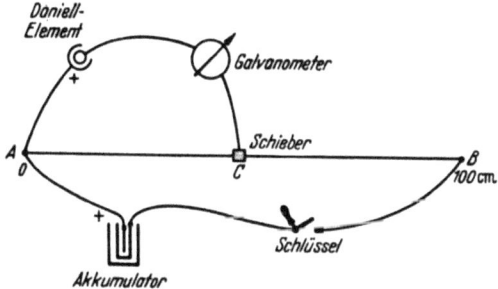

Abb. 12. POGGENDORFFs Kompensationsmethode: Anordnung zur Messung der elektromotorischen Kraft des als unbekannt vorausgesetzten Daniellschen Elements mit der Gegenschaltmethode. Von den 2 Volt des Akkumulators kann mit Hilfe des Schiebers C eine veränderliche Potentialdifferenz e der des Daniell-Elements gegengeschaltet werden. Der Schieber ist so einzustellen, daß das Galvanometer (ein Galvanoskop würde hinreichen) keinen Ausschlag zeigt.

Mittel beider Schieberstellungen. Ausführung des Versuches mit verschiedenen Vergleichswiderständen. Zur Erhöhung der Meßgenauigkeit kann der 100 Ohm-Vorschaltwiderstand des Galvanometers fortgelassen werden, wenn im Vorversuch die Nullstelle des Schiebers ungefähr ermittelt wurde. Vorsicht bei Verwendung des Galvanometers ohne Vorschaltwiderstand!

4. *Bestimmung einer elektromotorischen Kraft* mittels der Kompensationsmethode von POGGENDORFF. Zeichnung für die Anordnung (Abb. 12). Am Nullpunkt der Skala des Meßdrahtes müssen gleichnamige Pole angeordnet sein. Die Schieberstellung ist so aufzusuchen, daß in der Zweigleitung, welche die zu bestimmende elektromotorische Kraft und ein Galvanometer (es genügt als „Nullinstrument" ein Galvanoskop) enthält, kein Strom fließt. Die zu bestimmende elektromotorische Kraft e ist mit entgegengesetztem Vorzeichen gleich der Potentialdifferenz zwischen dem Nullpunkt des Meßdrahtes und der Schieberschneide. Es ist $e = \frac{w}{W} E$. Hierbei bedeutet E die elektromotorische Kraft des Akkumulators, e diejenige des zu bestimmenden Elementes (etwa DANIELL), W den Widerstand des ganzen Hauptkreises, w denjenigen der Strecke zwischen den Ableitungsstellen. Der Potentialabfall im Meßdraht ist geradlinig (Schemazeichnung anfertigen). Mittels des Schiebers wird aus diesem Potentialgefälle der Betrag abgegriffen, welcher der zu messenden Potentialdifferenz mit entgegengesetztem Vorzeichen gleich ist.

5. *Versuche über galvanische Polarisation.* Zwei mit Drähten verbundene Bleche aus Neusilber (statt Platin) werden in verdünnte Schwefelsäure getaucht und mit den Mittelklemmen einer Wippe ohne Kreuz (Umschalter) verbunden. Das zweite Klemmenpaar führt zu einem Akkumulator, das dritte zu dem Milliamperemeter (Schaltung zeichnen!). Polarisation der Zelle durch Schaltung zur Stromquelle, Nachweis des Polarisationsstromes durch Schaltung zum Galvanometer. Ausführung des entsprechenden Versuches mit Zinkstäben in Zinksulfat, Kupferstäben in Kupfersulfat, sowie mit Bleistäben in Bleiacetat. Zeichnungen der Vorgänge in der Polarisationszelle (Ionenwanderung) anfertigen!

6. Herrichtung *unpolarisierbarer Elektroden:* Glasröhrchen sind mit Gipspfropf verschlossen, in welchem Wollfäden stecken, *Wollfadenelektroden.* Einfüllen von $CuSO_4$, in welches der Kupferdraht eintaucht. Meist wird ein Zinkstab (am oberen Ende mit dem Cu-Leitungsdraht verbunden) in Zinksulfat getaucht, verwendet. Herrichtung von *Tonstiefelelektroden:* An das untere, offene Ende eines Glasröhrchens wird ein Pfropf von mit physiologischer NaCl-Lösung geknetetem Ton aufgedrückt und in „Stiefelform", aber mit scharfen hochkant stehenden Schneiden, modelliert. Einfüllung der $CuSO_4$- bzw. $ZnSO_4$-Lösung usw. wie oben.

20. Praktikum.
Nervenreizung mit dem galvanischen Strom.

1. *Versuche am Froschnerven* (Nerv-Muskelpräparat). Es wird erst die *technische Anordnung* getroffen (s. Abb. 13). Zur Abstufung der Stromstärke im Nerven wird die Methode der Abzweigung verwendet. Stromquelle mit Schlüssel und Meßdraht verbinden. Von dessen Nullpunkt und Schieber unter Zwischenschaltung eines Stromwenders Abzweigung zu den unpolarisierbaren Elektroden des Stativs herstellen, welches außerdem eine Knochenklemme, eine Klemme für die Haut des Unterschenkels und ein

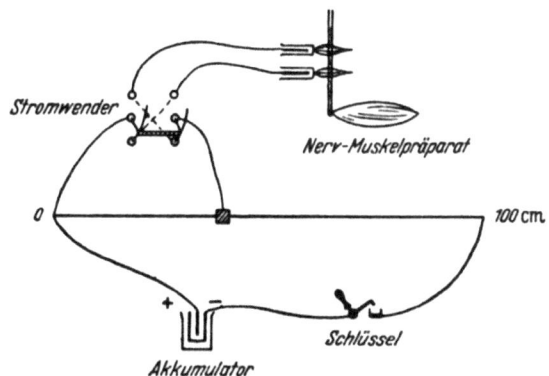

Abb. 13. Anordnung zur Reizung des Nerven mit dem konstanten Strom.

Nervenbänkchen trägt. Auf einem Papier unter dem Stromwender wird die Stromrichtung im Nerven bezeichnet (auf- und absteigend).

Jetzt erst *Herstellung eines Froschschenkelpräparates* mit Hüftnerv. Ein Frosch wird durch Köpfen und schnelles Ausbohren des Zentralnervensystems getötet (2. Praktikum). Eröffnung der Bauchhöhle, Eingeweide kopfwärts ablösen, Wirbelsäule unterhalb der Vorderbeine durchschneiden. Am Schenkelteil wird ein kreisförmiger Hautschnitt dicht oberhalb des Knies gemacht, von da aus die Haut auf der Rückenseite in der Mitte des Oberschenkels und der Beckengegend gespalten (Verwendung von Schere und Pinzette). Nach Schlitzung der Oberschenkelfascie und Auseinanderziehen der Muskeln mit Pinzetten sieht man den Hüftnerven (Abb. 14). Dieser darf mit den Instrumenten nicht berührt werden. Freilegung des Nerven bis zum Austritt seiner Äste aus

48　Nervenreizung mit dem galvanischen Strom.

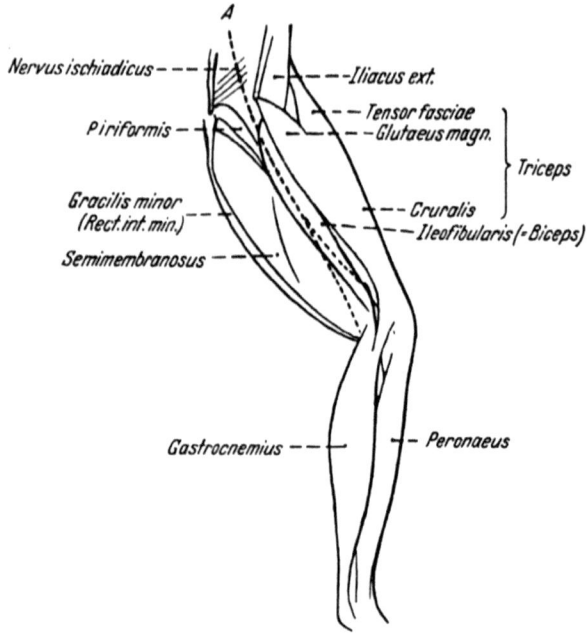

Abb. 14. Muskeln des Froschbeins, Rückseite. Der n. ischiadicus, der unter dem m. ileo fibularis verläuft, ist gestrichelt eingezeichnet.

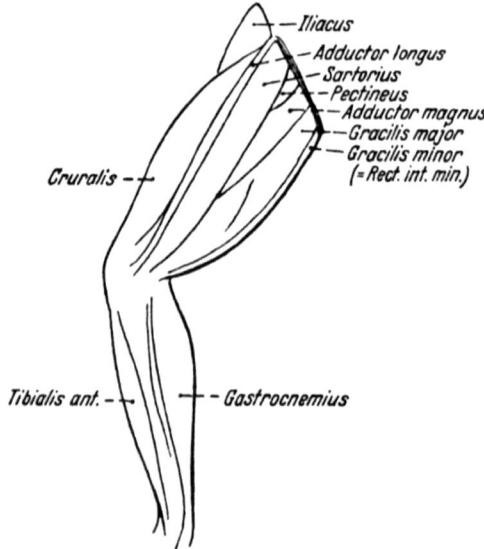

Abb. 15. Muskeln des Froschbeins, Vorderseite.

dem Wirbelkanal, Unterbindung dort mit einem Faden, zentrale Durchschneidung. Es kann auch so verfahren werden, daß ein Stück Wirbelknochen an den Plexusnerven belassen wird und die Abbindung und Durchschneidung unterbleibt. Darauf völlige Freilegung des Nerven bis an das Knie unter Durchschneidung aller höher abgehenden Äste. Der Nerv wird nur mittels des angebundenen Fadens oder des Knochenstückchens aufgehoben; er soll nur mit reinen Stellen der Glasplatte in Berührung kommen und nicht die Unterschenkelhaut berühren. Der Unterschenkel ist deshalb in Fließpapier einzuschlagen. Nun werden die Muskeln des Oberschenkels oberhalb des Knies durchschnitten (Achtung auf den Nerven), vom Knochen abgelöst und dieser nahe dem Hüftgelenkkopf mit starker Schere durchschnitten. Befestigung des Präparates auf dem Stativ derart, daß die Pfote nach oben steht; die Unterschenkelhaut wird in der Hautklemme, der Oberschenkel in der Knochenklemme gefaßt und der Nerv dem Hartgummibänkchen aufgelegt (Abb. 16). Die Wollfäden der unpolarisierbaren Elektroden kommen unter den Nerven in einen gegenseitigen Abstand von etwa ½ cm. Der Nerv wird mit einem feuchten Gummiblättchen so bedeckt, daß er bis zur Eintrittsstelle in den Unterschenkel vor Vertrocknung geschützt ist.

Aufsuchung der Schwellenwerte für Schließung und Öffnung des kontanten Stromes für beide Stromrichtungen. Eintragung in eine übersichtliche Tabelle. Wiederholung des gleichen Versuches für zwei weitere Nervenstellen, in verschiedenem Abstand vom Muskel. — Ist die Stromwirkung in Schwellennähe gesetzmäßig von der Stromrichtung abhängig ?

Versuche über „*Einschleichen*" des Stroms unter Verwendung einer Zinksulfatrinne an Stelle des Meßdrahtes.

2. *Reizung motorischer Nerven am Menschen.* Schemazeich-

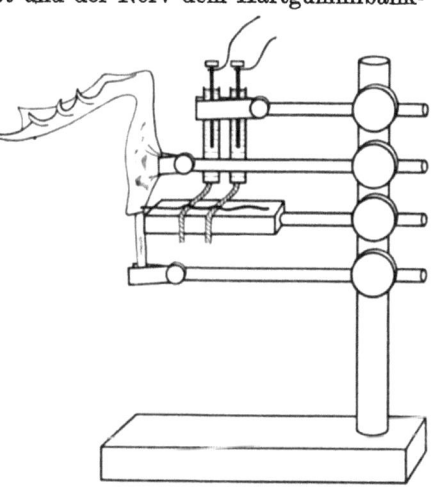

Abb. 16. Anordnung des Nervmuskelpräparats am Stativ. Die obere Klemme faßt die unpolarisierbaren Elektroden, über deren Wollfäden der Nerv gelagert ist.

Nervenreizung mit Induktionsströmen. Chronaxiebestimmung.

nungen für die verschiedenen gebräuchlichen Methoden zur Abstufung der Stromstärke. Wir benutzen die Abzweigung aus einem Hauptkreis (wie am Froschnerv) unter Benutzung der Gleichstrom-Lichtleitung von 220 V. — Wieviel Ohm Widerstand müssen vorgeschaltet werden, damit die Stromstärke im Hauptkreis z. B. 1,2 Amp beträgt?

Feststellung, welche Klemmschraube zum Anfang und Ende des Widerstandes und welche zum Schieber gehört. Anfangs- und Endklemme werden unter Zwischenschaltung eines doppelpoligen Schlüssels mit der Deckenzuleitung verbunden; ferner wird die Anfangsklemme und der Schieber des Widerstandes mit den Elektroden unter Einschaltung eines Milliamperemeters und eines Stromwenders verbunden. Der Schieber wird zunächst auf Null gestellt. Reizung des Daumenballens der Hand, deren Rücken der indifferenten Elektrode mit voller Fläche anliegt, oder der Nerven an der Volarseite des Vorderarms mit der differenten Elektrode. Die Hand wird mit heißem Wasser gut durchfeuchtet. Stromstärke nicht viel über 10 MA gehen lassen; mit ganz schwachen Strömen anfangen. Stelle, der die differente Elektrode aufgesetzt ist, verändern, bis eine günstige Stelle gefunden ist. Es sollen nun die Stromstärken ermittelt werden, bei welchen bei Schließung des Stromes für beide Stromrichtungen eben eine Zuckung (notieren als KSZ und ASZ) gefunden wird. Bei übriger Zeit ist die ganze Zuckungsregel durch Ermittlung auch der Öffnungsschwellen für beide Schaltungen festzustellen. — Vorsicht bei den Versuchen mit starken Stromquellen!

21. Praktikum.

Nervenreizung mit Induktionsströmen. Chronaxiebestimmung mit kurzdauerndem konstantem Strom.

1. *Wirkung von Induktionsströmen.*

a) *Am Froschnerven.* Präparat und Anordnung am Stativ wie im vorigen Praktikum. Das Präparat wird wiederum erst nach völliger Fertigstellung der übrigen Anordnung hergestellt. Im Primärkreis ein Akkumulator, Stromschlüssel, primäre Spule (zunächst ohne Wagnerschen Hammer); im Sekundärkreis die Sekundärspule, Stromwender, die unpolarisierbaren (oder auch einfache metallene) Elektroden. Experimentelle Polbestimmung im Sekundärkreis mittels Polpapier (Fließpapier in Jodkali-Stärkekleister getränkt, getrocknet, vor Gebrauch anfeuchten). Aufschrift der Stromrichtung an der Wippe.

Nervenreizung mit Induktionsströmen. Chronaxiebestimmung. 51

Am Froschpräparat werden für verschiedene Nervenstellen die Schwellen für Schließungs- und Öffnungs-Induktionseinzelschläge beider Richtungen aufgesucht und die Ergebnisse in einer Tabelle übersichtlich zusammengestellt.

Ausgleich der verschiedenen Wirkung von Schließungs- und Öffnungs-Induktionsschlägen mit der Nebenschlußmethode. Der Primärstrom wird nicht unterbrochen, sondern durch eine Nebenschließung zur Primärspule, die abwechselnd geschlossen und geöffnet wird, beträchtlich in seiner Stärke verändert. Einfluß des geänderten zeitlichen Verlaufes der Ströme auf das Ergebnis am Nerven.

Verwendung des Wagnerschen Hammers, Schemazeichnung seines Baues. Aufsuchung der Schwelle für die Reizung.

b) *Reizung motorischer und sensibler Nerven am Menschen.* Es sollen unter Verwendung von Metallelektroden oder der differenten und indifferenten Elektroden an der Hand und dem Vorderarm verschiedene *motorische Reizpunkte* aufgesucht und mit Stift bezeichnet werden, unter Verwendung von Einzelreizen oder Einschaltung des Wagnerschen Hammers. Ermittelung der Schwellenwerte für die einzelnen Punkte.

Sodann Reizung *sensibler Nerven* mit faradischem Strom. Man streicht mit der differenten Elektrode ganz langsam quer über die durchfeuchtete Haut der Beugeseite des Unterarms und stellt fest, an welchen Stellen stärkere Empfindung auftritt. — Welche Hautnerven verlaufen dort?

2. *Chronaxiebestimmung.*

Es handelt sich um die Bestimmung der *Zeitdauer,* während deren ein *konstanter Strom* bestimmter Stärke durch den Nerven oder Muskel fließen muß, um eben wirksam zu sein. Diese Zeit läßt einen Schluß auf den Zustand der Nerven zu. Es wird also eine *zeitliche Schwelle* bestimmt. Da diese Zeitschwellen beim Nerven zu klein sind, werden sie hier am *stillstehenden Herzen* untersucht. Die zu wählende Stromstärke ist das Zweifache der für praktisch unendlich lange Stromdauer gefundenen Schwellenreizstärke, der sog. *Rheobase.*

Versuchsanordnung (Abb. 17): Akkumulator (verwendet wird die von der Decke herabhängende Stromzuleitung, die mit drei Akkumulatoren verbunden ist), Meßdraht, Ableitung im Zweigkreis wie in Abb. 13 (20. Praktikum). Es werden noch zwei weitere Kontakte, 1 und 2, eingeschaltet, und zwar K_2 in den Hauptkreis als Unterbrechungskontakt, K_1 im Nebenschluß zum Präparat. Sind der Schlüssel S und der Kontakt 2 geschlossen, so fließt durch das Präparat nur Strom, wenn Kontakt 1 offen ist. Beide

52 Nervenreizung mit Induktionsströmen. Chronaxiebestimmung.

Kontakte können schnell nacheinander durch ein Fallpendel (Helmholtz-Pendel) geöffnet werden, und zwar der Kontakt 1 im Nebenschluß immer zuerst. Der Zeitabstand der Öffnungen von Kontakt 1 und 2 ist mithin die Durchströmungszeit (Reizzeit). Die Zeit läßt sich durch Verschiebung der Kontakte verändern. Vor Ausführung der Versuche ist festzustellen, ob die auf Null stehenden Kontakte tatsächlich gleichzeitig geöffnet werden. Sonst ist ein Ausgleich vorzunehmen.

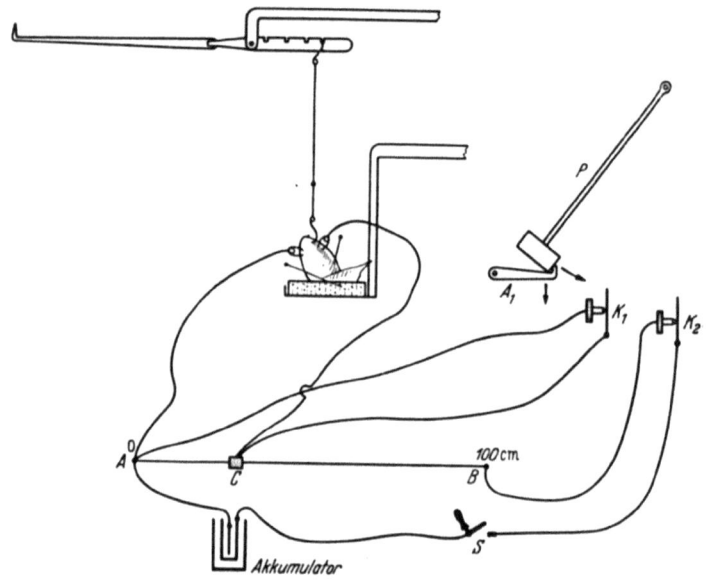

Abb. 17. Schaltung für den Chronaxieversuch.

S Handschlüssel im Hauptzweig. K_2 zweiter Kontakt des Helmholtz-Pendels P, ebenfalls im Hauptzweig. K_1 erster Kontakt des Helmholtz-Pendels, als Nebenschluß zum Nebenzweig geschaltet, welcher von AC ausgehend zum Herzen führt. Herz in Suspensionsanordnung. Reizzufuhr mit kleinen Drahtklemmen. A_1 die Auslösungsvorrichtung des Pendels.

Versuchsverfahren: Die Versuche sind zunächst bei möglichst tiefer Temperatur auszuführen. Durch Abschneiden des Sinus stillgestelltes *Herz* in Becherglas, an dessen Boden einige kleine Eisstücke liegen. Becherglas oben mit feuchtem Fließpapier gut zudecken, durch welches der Suspensionsfaden hindurchläuft. Das Becherglas wird von außen durch Eintauchen in Eiswasser (in größerem Glas) gekühlt. Ermittlung der Schwellenreizstärke für die Schließung bei längerer Dauer des Stromes (sog. Rheobase). Diese Reizstärke wird verdoppelt. Darauf Ab-

kürzung der Reizdauer bis zur *zeitlichen* Schwelle. Diese wird *Chronaxie* genannt.

Ausrechnung der Zeitwerte. Die gefundenen Kontaktabstände, bei welchen die Zeitschwelle erreicht war, werden nach nebenstehender Eichtafel in Sigmen (1 σ = 0,001 Sek) umgerechnet.

Weitere Versuche mit 1,5facher, 3facher, 4facher Rheobase. Man findet größere bzw. kleinere Zeitschwellen, als mit 2facher Rheobase.

Eichwerte für die Kontaktabstände.

Kontaktabstand mm	Zeit in Sigmen (1σ = 0,001 Sek)
10	4,5
20	9
40	18
60	27
80	38

Wiederholung des Chronaxieversuchs mit auf 20° C erwärmtem Herzen. Das kleinere Becherglas wird entleert, in das größere kommt Wasser von etwa 22° C. Kleines Thermometer in die Luft neben dem Herzen.

Wie groß ist die Chronaxie beim markhaltigen Nerven und Skelettmuskel? Wie groß beim marklosen Nerven? Würde bei gleicher Temperatur der Chronaxiewert des Krötenherzens größer oder kleiner sein, als beim Frosch?

Ermittlung der vollständigen „Reizzeitspannungskurve", an einem neuen abgekühlten Herzpräparat. Der oben angegebene Versuch mit veränderten Vielfachen der Rheobase ist als Vorversuch hierfür anzusehen. Man verfährt jetzt, zur Erzielung größerer Genauigkeit, so, daß man die Kontaktabstände im Bereich des Chronaxiewertes schrittweise verstellt (2, 3, 4 mm Abstand usw.) und für jeden Kontaktabstand die am Schieber des Meßdrahtes einzustellende Potentialdifferenz e (= Spannung) ermittelt, bei welcher eben eine Zuckung erhalten werden kann. Die Potentialdifferenz e ist (ebenso wie die Reizstärke) dem Abstand AC (Abb. 17) proportional und kann leicht in Voltteilen berechnet werden (19. Praktikum bei 4). Sodann zeichnet man eine Kurve auf Millimeterpapier mit den Reizzeiten (umgerechnete Kontaktabstände) als Abszisse, den Spannungen als Ordinate. Feststellung des Zeitwertes, bei welchem die erhaltene Kurve (welche eine Hyperbel ist) die stärkste Krümmung aufweist. Dieser Zeitwert ist die Chronaxie, der zugehörige Spannungswert die doppelte Rheobase.

22. Praktikum.

Graphische Untersuchung der Muskelzuckung.

1. Herrichtung der *Anordnung*. Die aus dem 1. Praktikum bekannte Trommelbenutzung wird nochmals eingeübt. Der erst ganz zuletzt zu präparierende Gastroknemius (Abb. 14 u. 15)

des Frosches wirkt am einarmigen Hebel, der in richtiger Höhe und mit richtiger Lage seiner Achse einzustellen ist. Die Reizeinrichtung, für welche ein Schema zu zeichnen ist, besteht aus primärem und sekundärem Kreis; ersterer enthält zwei Akkumulatoren (oder Taschenlampen-Batterie), den an der Trommel befindlichen Unterbrechungskontakt, einen Stromschlüssel, die primäre Spule des Induktoriums (ohne Einschaltung des Wagnerschen Hammers); der sekundäre Kreis besteht aus sekundärer Spule und Zuleitung zum Muskel (Klemmschrauben am Stativ).

2. *Präparation* des Gastroknemius eines getöteten Frosches. Das Präparat besteht aus dem Oberschenkelknochen, dem Kniegelenk, dem M. gastroknemius und einer am Kniegelenk festsitzenden Hautmanschette, die über den Muskel zum Schutz vor Vertrocknung gezogen wird. Die Präparation wird in folgender Weise durchgeführt: Entfernung des Vorderteiles des Frosches (s. 20. Prakt.); Kreisschnitt dicht oberhalb des Knies, Entfernung der Muskeln vom Oberschenkelknochen, Durchschneidung des Knochens mit starker Schere unterhalb des Schenkelkopfes; Kreisschnitt der Haut dicht oberhalb des Sprunggelenkes; Haut vom Fuß abziehen; Präparation der Ausstrahlung der Achillessehne an der Fußplanta, Durchschneidung in Fußmitte, Schlitzung der Sehnenscheide an der Ferse, Abziehen des mit Pinzette an der Sehne gefaßten Gastroknemius vom Unterschenkel; Durchschneidung des Unterschenkelknochens dicht am Kniegelenk. Die Haut wird schlauchartig wieder über den Muskel gezogen. In den Sehnenknorpel wird ein kleines Loch gestochen, in welches der mit dem angelöteten Zuleitungsdraht versehene Haken eingehakt wird, der dann am Hebel angreifen soll. Zweite Elektrode am Knochenende anklemmen.

3. *Aufschreibung* einiger *isotonischer Muskelzuckungen* (Achsenbelastung). Darauf Aufschrift des Reizmomentes: Anlegung des Trommelstiftes an den geschlossen gehaltenen Kontakt, Ausführung einer Muskelzuckung bei in dieser Stellung ruhender Trommel. — Was ist eine Muskelzuckung? Was isotonisch? isometrisch?

4. *Ausrechnung* der Latenz und Gesamtdauer einer isotonischen Muskelzuckung nach Zeitschreibung mit der elektromagnetisch betriebenen Stimmgabel in $1/100$ Sek.

5. Aufschreibung einer Schar von *Muskelzuckungen bei verschiedener Belastung*. Jede Zuckung wird bei stillstehender Trommel geschrieben. Zwischen zwei Zuckungen wird die Trommel ein wenig weitergedreht. Berechnung der verrichteten Arbeit. — Was ist Energie? Arbeit? Kraft? Masse? Beschleunigung? Ge-

schwindigkeit? Was ist „statische", was „dynamische" Arbeit? Welches ist der beide umfassende biologische Arbeitsbegriff?

6. Aufschreibung von *Muskelzuckungen bei verschiedener Reizstärke*, von Schwellenreizen aufsteigend. Isotonische Anordnung. Die stillstehende Trommel wird nach jeder Zuckung um einige Millimeter weiter gedreht. — Gilt auch für den Skelettmuskel das Alles- oder Nichts-Gesetz? Wie ist die Zunahme der Zuckungshöhe bei Zunahme der Reizstärke zu erklären?

7. Bestimmung der *Kraft des Muskels*. Bei unbelastetem Muskel wird unter den Hebel eine feste Stütze derart angebracht, daß ihr der Hebel in unveränderter Stellung (also bei unveränderter Länge des Muskels) aufliegt. Bestimmung desjenigen Gewichtes, welches, unmittelbar unter dem Muskel angreifend, von ihm eben nicht mehr von der Unterstützung abgehoben werden kann. Es wird ein Glaskolben angehängt, in welchen aus einem Meßzylinder Wasser eingefüllt wird. Das Gewicht des Kolbens ist mit zu berücksichtigen. — Was ist absolute (besser: spezifische) Kraft? Wie kann der Querschnitt des Muskels gemessen werden?

8. *Summierte Zuckungen*. Anordnung wie bei 1., mit der Änderung, daß zwei schnell hintereinander wirkende Reize benutzt werden. Die primäre Spule eines Induktionsapparates ist wieder mit zwei Akkumulatoren und einem Schlüssel zu verbinden. Es werden nun *summierte Zuckungen* bei Wirkung *zweier* in zunehmendem Intervall eintreffender Reize aufgeschrieben. Die Trommel wird ohne Benutzung der Schleudervorrichtung auf schnellsten Umlauf mittels Uhrwerk (ohne Windflügel) eingestellt. Man gibt die beiden Reize (Einstellung auf maximale Reizstärke für die Öffnungen *und* Schließungen) durch schnell nacheinander folgendes Schließen und Öffnen des Schlüssels im Primärkreis aus freier Hand. In wiederholten Versuchen wird der Zeitabstand abgeändert. — Wann tritt die größte Zuckungshöhe auf?

9. Zum Studium des Entstehens des *Tetanus* werden mit Handbetätigung des Stromschlüssels eine Reihe schnell sich folgender Reize gegeben. Darauf Verwendung eines Federunterbrechers von niederer und veränderlicher Frequenz und des Wagnerschen Hammers. Stärke und Frequenz der Reize sind zu verändern. — Was ist ein Tetanus? Was ist ein vollkommener, unvollkommener, maximaler Tetanus? Wie kommt bei Willkürbewegungen die Abstufung der Muskeltätigkeit nach Verkürzungsgröße und Kraft der Zusammenziehung zustande?

10. Aufschrift von *Ermüdungsreihen* am Froschmuskel. Nach dem Metronomschlag wird der Muskel in 1 Sek Intervall oder schneller gereizt (Handschlüssel). Feststellung der Abnahme der

Kontraktionshöhen durch Ermüdung und der erholenden Wirkung eingeschalteter Pausen.

11. Untersuchung der *Dehnbarkeit* des Muskels. Es werden unmittelbar unter dem Muskel an den Hebel Gewichte von zunehmender Größe (wie bei 5.) angehängt und für jedes die Lage der Schreibspitze auf der Trommel durch einen kurzen Strich (mit der Hand drehen) aufgeschrieben. Ausmessung der Längenänderungen, Umrechnung nach den Hebelarmen auf die tatsächliche Verlängerung des Muskels, und Beziehung auf die Länge des unbelasteten Muskels, Ausrechnung der durch die Gewichtszunahmen erhaltenen Verlängerungen in Hundertteilen der Ausgangslänge. — Was ist Elastizität, Elastizitätsmodul, elastischer Widerstand, vollkommene und unvollkommene Elastizität, elastische Ruhelage? Beanspruchung auf Elastizität?

12. Versuche mit dem Mossoschen *Ergographen* am Menschen. Mit dem Finger der festgelegten Hand wird mittels einer über eine Rolle geführten Schnur ein Gewicht gehoben. Die Hubhöhen werden auf waagerecht liegender Trommel aufgezeichnet. Die Beugungen des Fingers werden nach dem Rhythmus des Metronomschlages ausgeführt. Die Versuche werden nacheinander im Rhythmusintervall von 3, 2, 1 und ½ Sek ausgeführt. Wenn die Kurven die Ermüdung erkennen lassen, wird die erholende Wirkung von Arbeitspausen festgestellt. Ausmessung der Kurven und Ausrechnung der in einer Minute geleisteten Arbeit.

23. Praktikum.
Ruhe- und Aktionsstrom am Muskel (Herz- und Skelettmuskel).

1. *Kapillarelektrometer.* Die bei Ruhe und Tätigkeit am Muskel ableitbaren Ströme werden mittels Kapillarelektrometer (Abb. 18) beobachtet. Zeichnung des Instrumentes in seiner einfachsten Form und in der vorliegenden, vor Verstaubung gesicherten Ausführung. Werden die beiden Quecksilberflächen mit zwei Stellen verschiedenen Potentials verbunden, so verschiebt sich der Quecksilberfaden in der Kapillare, im Mikroskop beobachtbar und mittels Okularmikrometer meßbar. Der Ausschlag erfolgt in der Richtung des Stromes und ist der Potentialdifferenz proportional. Daher ist das Instrument kein Galvanometer, sondern ein Elektrometer.

Die Ausschläge werden zunächst *geeicht.* Ein Daniell-Element (1 Volt) wird mit den Enden eines Meßdrahtes verbunden, von seinem Nullpunkt und dem Schieber wird unter Zwischenschaltung eines

Stromwenders zu den Polklemmen des Kapillarelektrometers abgeleitet. Feststellung des Ausschlages in Skalenteilen des Okularmikrometers für 0,01 bis 0,05 V für beide Stromrichtungen. Nach jeder Ablesung ist das Instrument in sich kurz zu schließen, um den Quecksilberfaden in die Nullstellung zurückzuführen. Tabelle der Ergebnisse anlegen.

Es ist bei allen Versuchen darauf zu achten, daß das Elektrometer nicht mit mehr wie etwa 0,1 V benutzt wird. Bei zu hohen Spannungen tritt Störung durch Elektrolyse (Gasblasen) auf.

2. *Verletzungsstrom.* Herrichtung von zwei unpolarisierbaren Tonelektroden, mit denen zum Elektrometer abgeleitet wird. Das untere Ende eines Glasrohres wird mit einem etwa haselnußgroßen

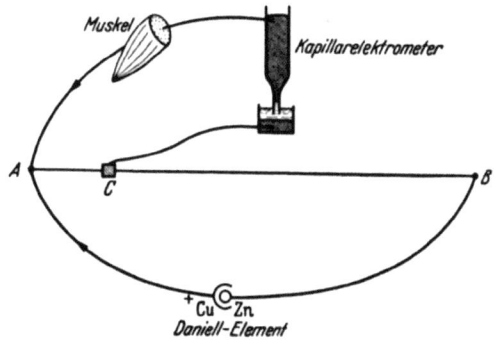

Abb. 18. Anordnung zur Messung der Potentialdifferenz am verletzten Muskel (Verletzungsstrom) mit Hilfe des Gegenschaltverfahrens (Kompensationsmethode von DU BOIS-REYMOND und POGGENDORFF). Das Kapillarelektrometer dient hier lediglich als Nullinstrument. Es kann also durch ein hinreichend empfindliches Galvanoskop ersetzt werden. — Was ist ein „Nullinstrument"?

Brocken von Töpferton, mit NaCl-Lösung geknetet, verschlossen, das Rohr zur Hälfte mit $ZnSO_4$ gefüllt und der mit dem Cu-Draht verbundene Zn-Stab eingeführt. In den Ton wird ein in Kochsalzlösung befeuchteter Wollfaden eingedrückt, welcher dem Muskel aufgelegt wird. Präparation eines *Gastroknemius* vom getöteten Frosch, dem nach Entfernen des Vorderkörpers die ganze Haut abgezogen wird (Handtuch zum Anfassen). Der freigelegte Muskel darf nicht mit der Haut in Berührung kommen. Man durchschneidet die Sehne des Gastroknemius distal vom Sesamknorpel, schlitzt die Sehnenscheide am Sprunggelenk, faßt den Knorpel und zieht den Muskel nach seitlich vom Unterschenkel ab, wobei die lockeren Fascienverbindungen mit der Schere durchschnitten werden. Sodann Durchschneidung der Muskelsehnen am Kniegelenk. Der Muskel wird mit seiner Innenseite auf eine saubere Glasplatte gelegt. Die Wollfäden der Elektroden, die über einen Stromwender mit dem Kapillarelektrometer unmittelbar verbunden sind, werden der äußeren (gewölbten) unverletzten Seite des Muskels angelegt. Ablesung der Ausschläge bei beiden Stellungen des Stromwenders. Dann Herstellung eines Querschnittes mit scharfer Schere. Längs- Querschnittanordnung des Muskels durch Anlegung der Wollfäden der Elektroden am Querschnitt und der unverletzten Oberfläche. Ablesungen wieder für beide Stromrichtungen. Ermittlung einer etwa in den Elektroden bedingten Potentialdifferenz durch Aneinanderschieben der Elektroden nach Fortnahme des Muskels; ein hierbei auftretender Ausschlag ist je nach seiner Richtung von dem eben am Muskel erhaltenen abzuziehen oder ihm zuzuzählen. Aus dem korrigierten Ausschlag ergibt sich die elektromotorische Kraft des Verletzungsstroms auf Grund der unter 1. erhaltenen Eichtabelle. Ermittlung des positiven und negativen Pols durch Beobachtung der Ausschlagsrichtung mit dem bloßen Auge. Ist die verletzte Stelle positiv oder negativ?

3. Bestimmung der *elektromotorischen Kraft* des Verletzungsstromes des Gastroknemius mit der Kompensationsmethode (Abb. 18). Anordnung ganz entsprechend der im 19. Praktikum beschriebenen Schaltung (Abb. 12). An Stelle des Milliamperemeters der Abb. 12 ist das Kapillarelektrometer, an Stelle des Daniell-Elementes der Muskel zu setzen; der Querschnitt desselben entspricht bei der Anordnung dem Zink des Daniell-Elementes, ist also auf der Seite des negativen Pols der Stromquelle (Abb. 18) anzuordnen. Das Ergebnis dieser Messung muß mit der unter 2. übereinstimmen. Man kann also entweder die vorangehende Eichung des Instruments oder das Kompensationsverfahren anwenden.

4. *Aktionsstrom.* Freilegung des *Froschherzens* an einem getöteten Tier wie im 2. Praktikum. Unter das in situ bleibende Herz wird ein trockenes Gummiplättchen oder ein Stückchen Fließpapier gelegt, der am durchschnittenen Gefäßbändchen befestigte Faden wird etwas angezogen. Auf unverletzte Stellen des Vorhofs und der Kammerspitze bzw. der Kammerbasis und der Kammerspitze werden die Wollfäden der Tonelektroden gelegt, Beobachtung der zweiphasischen Aktionsströme und Zeichnung in Kurvenform. Darauf äußerste Kammerspitze abschneiden, Beobachtung und Zeichnung der monophasischen Verminderungsschwankung des Verletzungsstroms (sog. „negative Schwankung") bei Ableitung vom Querschnitt an der Kammerspitze und von der unverletzten Basisgegend. Verletzung der Kammerbasis durch flachen Scherenschnitt oder durch Brennen mit glühender Glasstabspitze an einem zweiten Herzen, Beobachtung der monophasischen Verminderungs-

Ruhe- und Aktionsstrom am Muskel (Herz- und Skelettmuskel). 59

schwankung bei Ableitung von der verletzten Basisstelle und der unverletzten Kammerspitze. Ist die erregte Stelle positiv oder negativ? Wie ist die Form des diphasischen Herzaktionsstroms aus den beiden monophasischen Anteilen nach der Differenztheorie abzuleiten?

5. Beobachtung der „Aktionsströme" am *Lillieschen Modell.* In einem Glasrohr ist ein Stahldraht in konzentrierter Salpetersäure ausgespannt. Rechts und links sind am Glasrohr je zwei kurze Ansatzrohre angebracht, von denen zum Galvanometer abgeleitet wird. (Bei Benutzung der nur einseitig ausschlagenden Milliamperemeter des 19. Praktikum ist ein Stromwender einzuschalten, damit das Instrument für beide Phasen des Aktionsstroms verwendet werden kann). Am einen Ende des Rohres befindet sich ein Ansatzrohr, durch welches der Stahldraht mittels eines Glasstabes gerieben („gereizt") werden kann. Man beobachtet die sichtbaren Veränderungen am Draht und die Ausschläge am Galvanometer. Durch wiederholte Ausführung des Versuchs stellt man fest, nach welcher Zwischenzeit wieder der gleiche Erfolg auftritt (Refraktärzeit). Der Versuch kann mit elektrischer Reizung des Modells wiederholt werden. Worauf beruht die Entstehung der Potentialdifferenz im Falle des Verletzungsstroms und des Aktionsstroms?

6. Anwendung des *Saitengalvanometers.*

a) Beobachtung des *Aktionsstroms am Froschherzen.* Kleines Saitengalvanometer (Abb. 19). Ableitung mit den Wollfaden-Elektroden wie bei 3. Richtige Schaltung beachten. Die R-Zacke muß nach rechts liegen, wenn die photographische Aufnahme auf nach oben laufendem Papier erfolgen würde.

Zeichnung des gesehenen Aktionsstroms (Ekg = Elektrokardiogramm). Wird am Okular bei der Betrachtung ein Umkehrprisma angewendet, so kann das Bild um 90° gedreht werden, so daß der Ausschlag der R-Zacke nach oben gerichtet erscheint.

Welches sind die hauptsächlichen „Phasen" (=Zacken, Schwankungen, also Abweichungen von der Nullinie) des Ekg? Welchem Geschehen im Herzen entsprechen sie? Bedeutet hier „Phase" dasselbe, wie in der physikalischen Schwingungslehre?

b) *Aktionsströme der menschlichen Armmuskeln:* Beide Arme werden in mit warmer Kochsalzlösung gefüllte Wannen gelegt, welche zum Saitengalvanometer abgeleitet sind. Die eine Hand hält ein Collinsches Dynamometer, welches rhythmisch sehr kräftig gedrückt wird. Wiederholung des Versuchs mit geringerer Kraft des Handschlusses. Es kann auch von nur einem Arm mit zwei Trichter-Elektroden abgeleitet werden.

7. Anwendung des Siemensschen *Spannungselektrokardiographen*

zur Beobachtung des *Elektrokardiogramm am Menschen*. Das Gerät besteht aus Oszillograph und Verstärkeranordnung. Die Ableitung erfolgt durch kleine mit Stoff überzogene in 10% NaCl-Lösung getränkte Metallplatten-Elektroden, welche auf die Haut der Gliedmaßen an Stellen über Knochenunterlage aufgebunden werden. Die drei EINTHOVENschen Ableitungen sind I) vom r. Arm zum l. Arm; II) vom r. Arm zum l. Bein; III) vom l. Arm zum l. Bein. Der bei gewöhnlichem Gebrauch zur photographischen Aufnahme des *Ekg* verwendete Lichtpunkt wird durch ein in der Wand

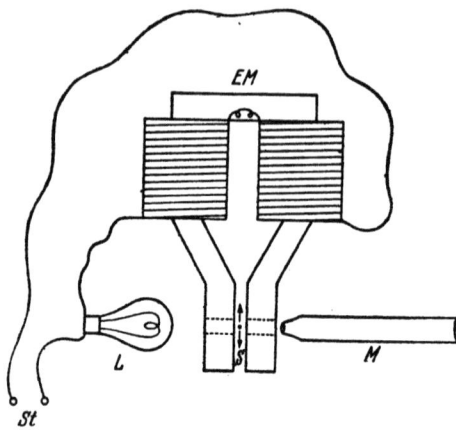

Abb. 19. Saitengalvanometer von EINTHOVEN.
S Die Saite. Die Lampe *L* und der Elektromagnet *EM* können von der gleichen Stromquelle gespeist werden, wenn Gleichstrom (220 V) vorhanden ist. Meist wird für den Elektromagneten eine besondere Batterie verwendet. *M* das Betrachtungs- oder Projektionsmikroskop. Der Beleuchtungskondensor wurde in der Zeichnung fortgelassen.

des Gehäuses angebrachtes Loch auf einen Drehspiegel geleitet, in welchem die Kurve mit bloßem Auge gesehen werden kann. Man beachte besonders die „Anfangsgruppe" *QRS*, sowie die „Endschwankung" *T* des Kammeraktionsstroms.

Bei übriger Zeit werden *photographische Aufnahmen* (nacheinander in den drei Ableitungen von EINTHOVEN) vorgenommen, sowie in einer Brustwandableitung, bei welcher die eine Elektrode über der Herzkammergegend (Spitze), die andere links auf dem Rücken liegt.

24. Praktikum.
Reflexe. Reaktionszeiten.

1. *Reflexbeobachtungen am Frosch. Reflexpräparat*: An einem mittelgroßen Frosch wurde schon vorher mit sehr kleinem spitzem Messer das Mark in dem Raum zwischen Occiput und erstem Wirbel durchschnitten und das Gehirn zerstört. Bei Kopfbeugung findet man die Einstichstelle leicht mit stumpfem Instrument (Sonde od. dgl.) auf. Man kann den Eingriff so ausführen, daß kein nennenswerter Blutverlust erfolgt, wenn man sogleich nach Schnittausführung ein schon vorbereitetes etwas zugespitztes Stäbchen

Reflexe. Reaktionszeiten. 61

(Streichholz) in die Schädelhöhle, das Gehirn zerstörend, einschiebt. Das herausragende Ende dient zum Anfassen des Präparates. Kaltfrösche sind für die meisten Versuche am geeignetsten.

Beobachtung von mechanisch ausgelösten Reflexen. Man beachte die Lagerung der Gliedmaßen auf der Glasplatte, das Anziehen der Beine nach Auflegen des Präparats, das Verhalten bei leichtem Kneifen der Zehen der Hinter- oder Vorderbeine in Hängelage, die gekreuzt-antagonistische Hemmung, den Gehreflex (an besonders erregbaren Kaltpräparaten), den Sohlenberührungsreflex (desgl.), den Tonus bei Einhängen des Präparates in kaltes Wasser.

Reizung der Pfote des hängenden Präparates mit *Säuren* verschiedener Konzentration. Geeignet sind Schwefelsäurelösungen von 0,05, 0,075, 0,10, 0,125, 0,15%. (Eine $\frac{n}{10}$ H_2SO_4 ist etwa 0,5proz.) Nach jeder Reizung ist die Pfote gut mit Leitungswasser (in großem Gefäß) abzuspülen. Es werden nach Metronomschlag oder der Sekundenuhr die *Reflexzeiten* in ihrer Abhängigkeit von der Konzentration festgestellt.

Beobachtungen über *Abwischreflexe* bei örtlich umgrenzter Säurereizung mit in stark verdünnte Essigsäure getauchten und der Haut aufgelegten Fließpapierstückchen. Die ausgestanzten Papierstückchen haben genau gleiche Größe. Nach jedem Einzelversuch Abspülen mit Wasser. Die Reizung erfolgt an verschiedenen Hautstellen, teils in der Mittellinie, teils seitlich, je oben und unten.

Reflexhemmung beim GOLTZschen Quakversuch (große männliche Wasserfrösche) durch Drücken an der Wade. Auslösung des Quakreflexes durch Streicheln der Rückenhaut.

Anordnung zur *elektrischen Pfotenreizung* mittels Häkchenelektroden (oder zwei lose um die Fußwurzel gebundenen feuchten Wollfäden) und Induktionsapparat. Wirkung einzelner Reize. Summierung unterschwelliger Reize bei schneller Reizfolge (schnelles Öffnen und Schließen des Handschlüssels oder Anwendung des Wagnerschen Hammers). Feststellung der Schwelle für den Einzelreiz, für Serienreizung Frequ. 1 pro Sekunde (mit dem Handschlüssel) und für Serienreizung mit dem Wagnerschen Hammer. Nachweis von *Ermüdung* des Reflexes, besonders an Warmfröschen, bei Anwendung von rhythmisch wiederholten Reizserien (Wagnerscher Hammer): durch eine nicht zu starke kurz dauernde Reizung wird ein Reflex (Bein einziehen) bewirkt; sogleich nach dessen Abklingen wird die Reizung wiederholt, bei Auftreten des Reflexes abgebrochen, nach Abklingen des Reflexes wiederholt usf. Die Reflexgröße nimmt ab und der Reflex bleibt schließlich trotz

gleichbleibender Reizung aus. Nun Einschaltung einer Pause von etwa $1/2$—1 Minute: bei nun wieder vorgenommener Reizung tritt der Reflex infolge Erholung wieder in der ursprünglichen Stärke auf.
Versuch über *Strychninwirkung*. Dem Reflexpräparat werden $1/2$ ccm einer 0,01 % Strychninlösung in den Rückenlymphsack gebracht. Wiederholung der Versuche mit mechanischem Reiz. Beobachtung der anfänglichen *Reflexsteigerung* und des folgenden ziemlich plötzlichen Umschlags in *Krämpfe*.

2. *Reaktionszeit am Menschen*. In einem Stromkreis befinden sich ein Schreibmagnet und zwei Stromschlüssel sowie ein Akkumulator. Der Versuchsleiter schließt den einen der Versuchsperson nicht sichtbaren Schlüssel. Die Versuchsperson hat die Aufgabe, auf die ihr sichtbare Abwärtsbewegung des Schreibmagneten mit Öffnen des anderen Schlüssels zu „reagieren". Die Trommel wird auf schnellsten Gang gestellt. Gleichzeitige Aufschrift von $1/100$ Sek mittels elektromagnetischer Stimmgabel. Berechnung der Reaktionszeiten für alle Gruppenteilnehmer.

Der Versuch wird nun so abgeändert, daß der Versuchsperson bald nur die Abwärts-, bald nur die Aufwärtsbewegung des Signals in unregelmäßiger Folge sichtbar gemacht wird. Es wird der Versuchsperson aufgetragen, nur bei der einen der beiden Bewegungsrichtungen zu reagieren. Es ist festzustellen, ob sich dadurch die durch Kurvenausmessung ermittelte Zeit ändert.

Bei einem weiteren Versuch werden *zwei* Reaktionstaster verwendet, der eine für die rechte, der andere für die linke Hand der Versuchsperson. Diese soll bei Hebung des Reizsignals mit der rechten, bei Senkung mit der linken Hand reagieren, wieder bei unregelmäßiger Folge der beiden Signalbewegungen. —

Was versteht man unter einer „Reaktion" im Gegensatz zu „Reflex"? Was sind bedingte, was unbedingte Reflexe? Was ist Unterscheidungszeit? Wahlzeit?

3. Auslösung des *Kniesehnenreflexes* (Patellarreflex) mit Perkussionshammer. Die Versuchsperson sitzt auf dem Tisch mit über den Rand frei hängenden Beinen. Durch passives Bewegen wird für Lockerung der Muskelspannungen gesorgt. Darauf Reflexauslösung ohne und mit dem JENDRASSIKschen Handgriff, bei welchem die Hände mit gebeugten Fingern fest ineinandergreifen und die Oberarme einen Zug nach außen ausüben. Auslösung des Achillessehnenreflexes mit Perkussionshammer. Die Versuchsperson kniet auf dem Tisch, so daß die Füße über dem Tischrand hängen.

Untersuchung *weiterer Reflexe* am Menschen. — Wie werden die Reflexe eingeteilt? Worin liegt die biologische, worin die diagnostische Bedeutung der Reflexe?

25. Praktikum.
Dioptrik I (Brillen, Akkommodation, Refraktion).

1. Qualitative *Prüfung der Gläser* eines *Brillenkastens*. Einteilung der Brillengläser in sphärische und zylindrische, sammelnde und zerstreuende. Unterscheidung von sphärischen und Zylindergläsern, Sammel- und Zerstreuungsgläsern durch die Scheinbewegungen der Gegenstände, wenn man die dicht vor das Auge gehaltenen Gläser verschiebt oder um die optische Achse dreht. Brennweitenbestimmungen sphärischer Linsen. Berechnung des Dioptriewertes aus der Brennweite für sphärische Sammellinsen von 4 und 6 Dptr durch Abbildung eines entfernten Objektes (Fensterkreuz) auf weißen Pappschirm.

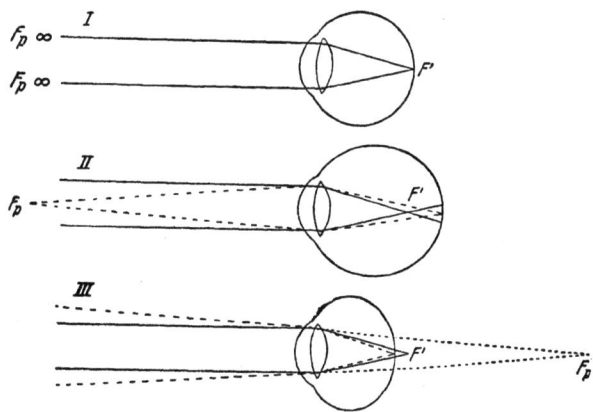

Abb. 20. Strahlengang bei: I. Rechtsichtigkeit (Emmetropie, Normalsichtigkeit), II. Kurzsichtigkeit (Myopie), III. Übersichtigkeit (Hypermetropie oder Hyperopie). Ausgezogen die von einem unendlich fernen Punkt kommenden Strahlen, gestrichelt die auf der Netzhaut zur Vereinigung gelangenden Strahlen, punktiert am übersichtigen Auge die Verlängerung der konvergent auftreffenden Strahlen, welche auf der Netzhaut vereinigt werden (Ermittlung der Fernpunktslage des übersichtigen Auges).

Brillengläser von gewöhnlicher Form und von durchgebogener Form. — Welchen Vorteil hat die durchgebogene Form?

2. Beobachtungen über *Akkommodation* des eigenen Auges. Begriff des Fern- und Nahpunktes sowie der „bequemen Sehweite". Bestimmung des Nahpunktes mit Lineal und Stecknadel. Vervollkommnung des Versuches durch die Anordnung nach SCHEINER: Kartonstück mit zwei feinen Löchern vor das Auge halten und nun die Nadel beobachten. Schemazeichnung für den SCHEINERschen Versuch entwerfen. Nach diesen Vorversuchen wird

die Nahpunktbestimmung am *Dondersschen Optometer* ausgeführt, bei welchem man durch eine mit zwei kleinen Löchern versehene Scheibe nach einer auf einem Maßstab verschieblichen Nadel blickt und den geringsten Abstand feststellt, bei dem die Nadel noch einfach wahrgenommen wird. Dies ist der *Nahpunkt*. In noch größerer Nähe wird die Nadel doppelt wahrgenommen. Jeder Teilnehmer mache zur Einübung eine Reihe von Bestimmungen. Sodann werden *Fernpunkt*bestimmungen gemacht, indem das Auge durch Vorsatz eines Glases von $+6\,\mathrm{dptr}$ myopisch gemacht wird. Aus dem Fernpunktabstand wird der Dioptriewert berechnet, um den das mit Vorsatzlinse versehene Auge von Emmetropie abweicht: man bildet den Kehrwert $\frac{1}{Fp}$ des in Metern ausgedrückten Fernpunktabstandes. Von diesem Wert werden die genannten 6 Dioptrien wieder abgezogen. Der Rest ist die „Refraktion" des Auges. Man ermittelt so, ob das Auge emmetrop, myop oder hypermetrop ist (Abb. 20, I, II, III, 21). Wenn der Rest $= 0$ ist, liegt Emmetropie vor. Berechnung der bei Übergang vom Fernpunkt zum Nahpunkt auftretenden Brechkraftänderung in Dioptrien, die als *Akkommodationskraft* $= \frac{1}{Np} - \frac{1}{Fp}$, wobei Np den Nahpunktsabstand, Fp den Fernpunktsabstand bedeutet. —

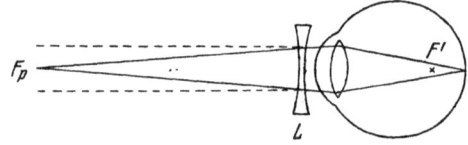

Abb. 21. Ausgleich der Kurzsichtigkeit durch eine Zerstreuungslinse. — Welche Brennweite muß diese Linse haben im Vergleich mit dem Fernpunktabstand des kurzsichtigen Auges?

Wie wird für alle drei Refraktionsarten der Fernpunkt definiert? Bei welcher Refraktionsart ist der Fernpunkt virtuell?

3. *Astigmatismus*. Der *Strahlengang* bei Astigmatismus ist in der Abb. 22 dargestellt. Die subjektive *Prüfung* auf Astigmatismus kann mittels Strichkreuz (Abb. 23) vorgenommen werden, welches nur vom nichtastigmatischen Auge in allen Lagen (Drehung um die Kreuzmitte) in beiden Armen gleich scharf gesehen wird. *Messung* des Astigmatismus: Durch Aufsetzen eines Brillengestells mit Zylinderglas von $+2\,\mathrm{dptr}$ stellt man die Verhältnisse des astigmatischen Auges her. Es wird mit dem Optometer die Fernpunktbestimmung getrennt für den horizontalen und den senkrechten Schnitt der Hornhaut ausgeführt und in Dioptrien

Dioptrik I (Brillen, Akkommodation, Refraktion). 65

(vgl. 2) umgerechnet. Die Differenz der Brechkräfte (Vorzeichen beachten!) ist der Betrag des Astigmatismus. Der für den Astig-

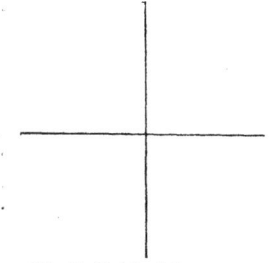

Abb. 23. Strichzeichnung zur subjektiven Prüfung der Augen auf regelmäßigen Astigmatismus.

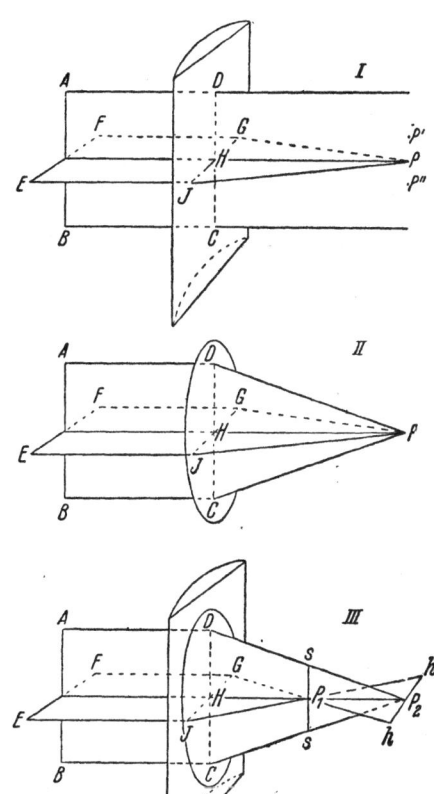

matismus erhaltene Wert muß, wenn das Auge selbst nicht astigmatisch ist, der Dioptriezahl des aufgesetzten Zylinderglases entsprechen. —

Ist die Dioptriezahl des Astigmatismus von der Lage der Netzhaut abhängig? Ist der vielgebrauchte Ausdruck „Stabsichtigkeit" für Astigmatismus sehr treffend? Wie ist es in dieser Hinsicht mit dem Ausdruck Kurzsichtigkeit Übersichtigkeit?

4. Berechnung des *Halbmessers* eines *Konvexspiegels* (Glaskugel) aus der Größe des Spiegelbildes eines bekannten Objektes (Fenster) von bekannter Entfernung. Ist diese groß im Vergleich zum Radius, so ist die Bildentfernung vom Krümmungsmittel-

Abb. 22. Strahlengang bei Astigmatismus.
I. Strahlengang bei einer Zylinderlinse.
II. Strahlengang bei einer sphärischen Linse.
III. Strahlengang bei gemeinsamer Wirkung der zylindrischen und sphärischen Linse. Dieser Strahlengang liegt bei dem astigmatischen Auge vor. — Wie sind die Zeichnungen im einzelnen zu deuten?

punkt dem halben Radius gleich. Danach Schemazeichnung und Aufstellung der Gleichung zur Berechnung. Nachprüfung mit zwei rechtwinkligen Holzklötzen und Lineal. —

66 Dioptrik II (Pupille, Sehschärfe, Augenspiegel).

Was ist ein optisches System? Was ist ein einfaches optisches System (vgl. Abb. 24)? Aus wievielen einfachen optischen Systemen besteht das Auge, wenn seine Linse vom „Totalindex" ausgefüllt gedacht ist? Welches der Teilsysteme hat den größten Anteil an der Gesamtbrechkraft des Auges?

5. *Beobachtungen an Augenmodellen.*

a) Einstellung eines *Augenmodells* (v. KRIES) auf Emmetropie, Myopie, Hypermetropie; Ablesung der Auszugslängen (Bulbuslänge). Vorsatz von Brillengläsern (sph +) vor das emmetrope Modell, zur Veranschaulichung der Akkommodation. Aufsuchung des „Nahpunktes", auf welchen das Modell nun eingestellt ist. Vorsatz von +- oder —-Zylinderlinsen mit horizontal oder senkrecht gestellter Achse, Aufsuchung der beiden Objektentfernungen (Quadratezeichnung), in denen entweder die senkrechten oder die horizontalen Linien der Quadrate scharf zu sehen sind. Berechnung des Astigmatismus in Dioptrien nach dem schon oben benutzten Prinzip.

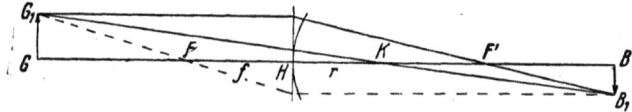

Abb. 24. Entwerfung des Bildes durch ein einfaches optisches System.
H Hauptpunkt (Scheitelpunkt), K Knotenpunkt (Krümmungsmittelpunkt), r Radius, F vorderer Brennpunkt, F' hinterer Brennpunkt, $HF = f$ vordere Brennweite, $HF' = f'$ hintere Brennweite, GG' Gegenstand, BB' Bild.

b) Vorführung des KÜHNEschen *Augenmodells*. Es besteht aus einem wassergefüllten Kasten, der vorn von einer kugeligen Glasschale abgeschlossen ist. In das Wasser, das mit Fluorescein gefärbt ist, kann eine Glaslinse und eine Mattscheibe eingehängt werden. Auf das Augenmodell fällt von außen parallelstrahliges Licht (Bogenlampe mit Kondensor). Das Modell wird eingestellt auf Emmetropie, Myopie, Hypermetropie. Ohne Linse entspricht es dem aphakischen Auge. Korrektion der Ametropien durch außen vorgesetzte Brillengläser. Beobachtung des Strahlengangs bei Astigmatismus, der durch Vorsatz einer Zylinderlinse nachgeahmt wird. Einstellung der Mattscheibe nacheinander auf beide Brennlinien.

26. Praktikum.
Dioptrik II (Pupille, Sehschärfe, Augenspiegel).

1. *Pupillenreaktion.*

a) Beobachtung des eigenen *Pupillarreflexes* (entoptisch). Schwarzes Kartonstück mit feinem Loch vor das eine Auge, das

Dioptrik II (Pupille, Sehschärfe, Augenspiegel). 67

andere mit Hohlhand verdecken; Gesicht dem Fenster zuwenden. Aufdeckung des anderen Auges. Man beachte die Zeitverhältnisse (Latenz). Schemazeichnung zur Erklärung des Versuches entwerfen. Sodann Beobachtung des Pupillarreflexes, sowie der Konvergenz- (und Akkomodations-) Reaktion der Pupille der Praktikumsteilnehmer untereinander.

b) Genauere Beobachtung und Berechnung der *Pupillendurchmesser* bei schwacher und bei starker Belichtung. Die Einrichtung und Benutzung des vorliegenden Apparats ist nach den Vorversuchen unter a) leicht verständlich. Man sieht durch ein enges, etwa im vorderen Brennpunkt des Auges stehendes Loch auf eine von hinten schwach beleuchtete, mit konzentrischen Kreisen versehene Mattscheibe. Man stellt fest, mit welchem Kreis der Rand des entoptisch wahrgenommenen Sehloches sich deckt. Belichtung des anderen Auges bewirkt Pupillenverengerung auch im beobachtenden Auge. Man stellt wieder fest, mit welchem Kreis sich der Sehlochrand deckt. Die Helligkeit des reflexauslösenden Lichtes läßt sich durch einen Vorschaltwiderstand passend abstufen. — Berechnung des Flächenverhältnisses des Sehloches bei schwacher und starker Belichtung aus der Fläche der mit der Wahrnehmung sich deckenden Kreise. — Was sind entoptische Wahrnehmungen?

2. Beobachtung der *Linsenbildchen* am *Phakoskop* von HELMHOLTZ. Einrichtung des Phakoskops im Grundriß zeichnen. Beobachtung im Dunkelzimmer. Das Auge des Beobachteten ist sehr nahe an das Loch im Kasten zu bringen. Der Beobachtete hat auf Aufforderung des Beobachters abwechselnd in die Ferne und in die Nähe zu blicken. Es wird die Veränderung des vorderen Linsenbildchens bei Akkommodation beobachtet.

3. *Sehschärfenbestimmung.* Vor eine Lampe werden Blechscheiben gehalten, in denen zwei feine Löcher von verschiedenem gegenseitigen Abstand (1 10 mm) gebohrt sind. Beobachtungsabstand wenn möglich 10 m. Wir verfahren so, daß wir die beleuchteten Löcher neben dem Kopf der Vp aufstellen und an der gegenüberliegenden Wand einen guten planen Spiegel anbringen. Die Vp betrachtet die Spiegelbilder der Löcher, die nun in doppelter Entfernung liegen, also bei 5 m Abstand der Löcher zum Spiegel in 10 m Abstand. Es wird mit fovealer Beobachtung festgestellt, bei welcher Distanz d der Löcher eine sicher noch getrennte Wahrnehmung der beiden Lichtpünktchen möglich ist. Der Beobachter hat sich ausschließlich daran zu halten, ob er zwei völlig getrennte Punktwahrnehmungen hat, seine Aufgabe besteht nicht darin, aus Nebenumständen (z. B. Strichform der Wahrnehmung an

Stelle von Punktform) zu schließen, daß nicht nur *ein* Punkt vorliegt.

Wegen leichter Verzerrung der Linsenoberfläche durch die Zonulafasern sehen die Lichtpunkte „sternförmig" aus. Dadurch wird die Sehschärfe, wenn die Lichtpunkte sehr hell sind, herabgesetzt. Mit Hilfe eines Vorschaltwiderstandes kann man die günstigste Lichtstärke einstellen.

Brillenträger führen die Beobachtungen erst mit, dann ohne die Brille aus. Normalsichtige führen eine zweite Sehschärfenbestimmung nach Aufsetzen von schwachen +- oder —-Gläsern (Brillengestell) aus.

Als *Maß der Sehschärfe* dient der *kleinste Sehwinkel*, bei welchem noch getrennte Punkterkennung möglich ist. Der Winkel wird aus der Lochdistanz d und der zugehörigen Entfernung E des Beobachters berechnet. Die Spitze dieses Winkels, dessen Schenkel von den Lichtpünktchen ausgehen, liegt im Knotenpunkt des Auges. Die Winkelberechnung ist leicht ohne besondere Hilfsmittel auszuführen. Man denke sich um den Knotenpunkt des Auges einen Kreis mit dem Radius E (in mm) beschrieben. Dessen Umfang ist $2 \cdot E\pi$ mm. Dies entspricht 360 Grad. Es ist also 1 mm des Umfangs $= \frac{360}{2E\pi}$ Grad. Mithin ist d mm $= d \frac{360}{2E\pi}$ Grad. Dieser Betrag ist durch Multiplikation mit 60×60 in Winkelsekunden umzurechnen. Bei einer Beobachtungsentfernung von 10 m ist 1 mm $= 20''$.

Die Versuche werden mit *parafovealer Beobachtung* wiederholt. Man verwendet die Lochdistanz $d = 5$ mm und die Entfernung $E = 4$ m. Sodann fixiert man zunächst die Pünktchen selbst, stellt die gute Unterscheidbarkeit fest und wendet den Blick nun nacheinander zu den drei oben am Lampengehäuse angebrachten weißen Fixierpunkten, welche 3, 6 und 9 cm über den Pünktchen stehen. Man stellt fest, bei welchem Abstand des Fixationspunktes von den beiden Löchern diese nicht mehr getrennt wahrgenommen werden können. Dieser Abstand wird als Winkelabstand von der Fovea berechnet. — Welche Beziehung hat das Verfahren der klinischen Sehschärfemessung mit Buchstaben zu dem hier geübten Verfahren mit Punkten? Worauf beruht die Abnahme der Sehschärfe außerhalb der Fovea? Was ist Noniussehschärfe?

4. *Augenspiegel* (VON HELMHOLTZ). Die Abb. 25 (oberer Teil) erläutert den Strahlengang. Es ist der Beleuchtungsstrahlengang vom Abbildungsstrahlengang zu unterscheiden. Zur Beleuchtung dient die Abbildung einer äußeren Lichtquelle im Zerstreuungskreis auf der Netzhaut (Bild also hinter der Netzhaut). Der ab-

Gesichtsfeld. Farbensinn. 69

bildende Strahlengang vereinigt die von einem Netzhautpunkt des Beobachteten ausgehenden Strahlen (jeder Netzhautpunkt ist „selbstleuchtend" geworden) auf der Netzhaut des Beobachters. Wie ist dabei der Strahlengang zwischen den beiden Augen, wenn beide emmetrop sind und nicht akkommodieren? Warum darf der Beobachter nahe herangehen an das beobachtete Auge? Welcher Vorteil liegt darin? Welche Beziehungen bestehen zur Anwendung einer Lupe?

a) Beobachtung des Augenhintergrundes an einem emmetropen kleinen *Augenmodell* mit unbelegter planer Glasplatte als Spiegel.

b) Beobachtung des Augenhintergrundes am *Kaninchen*. Kaninchen ungefesselt auf rauhem Brett. Auge atropinisiert. Lampe über dem Kopf des Tieres. Man blicke in Richtung der Verlängerung des Sehnerven. Belegter durchlochter Planspiegel zur Vermehrung der Helligkeit. — Warum wird Atropin angewendet?

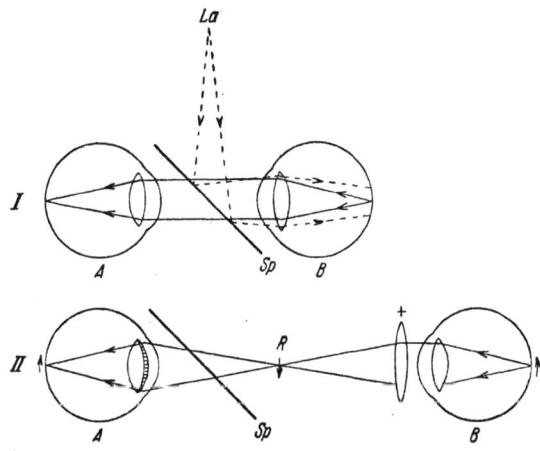

Abb. 25. Strahlengang beim Augenspiegeln.
I (oben): Augenspiegeln ohne Kreuzung der abbildenden Strahlen. *A* Auge des Beobachters (Arzt), *B* Auge des Beobachteten. *Sp* der unbelegte Planspiegel. *La* die Lampe. Beleuchtender Strahlengang punktiert gezeichnet, abbildender ausgezogen.
II (unten): Augenspiegeln mit Kreuzung der abbildenden Strahlen bei *R* (reelles Bild des Augenhintergrundes von *B*). Der Arzt akkommodiert auf den Abstand von *R*. Akkommodation durch Strichelung des vorderen Linsenteils angedeutet. Der beleuchtende Strahlengang ist der Einfachheit halber fortgelassen. Er wäre ganz so wie in *I* dargestellt einzuzeichnen.

c) Außer dieser Beobachtung ohne Strahlenkreuzung (Augenspiegeln im *aufrechten Bild* genannt) wird noch die Methode mit gekreuztem Strahlengang angewendet (Augenspiegeln im *umgekehrten Bild*, Abb. 25, unterer Teil). Dabei wird von der Netzhaut

70   Gesichtsfeld. Farbensinn.

des Beobachteten mittels einer starken Konvexlinse ein reelles „Bild (= Strahlenkreuzung) in der Luft entworfen, auf welches der Beobachter akkommodiert oder, wenn er wegen Alters nicht mehr akkommodieren kann, sich mit Nahbrille (Lesebrille oder entsprechendes Vorsatzglas am Augenspiegel) einstellt. Einübung auch dieses Verfahrens am Augenmodell.

27. Praktikum.
Gesichtsfeld. Farbensinn.

1. Bestimmung des *Gesichtsfeldes* am Perimeter mit kleinen weißen Papierscheibchen. Einzeichnung der gefundenen Grenzen in ein Gesichtsfeldschema. Nachweis der Erweiterung des nasalen Gesichtsfeldes bei Seitwärtswendung des Blicks.

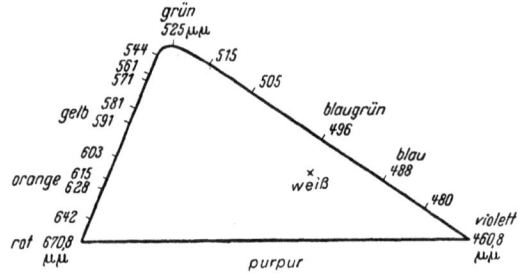

Abb. 26. Farbentafel (Farben„dreieck") nach v. KRIES.

2. Aufsuchung des *blinden Flecks* am Perimeter sowie Aufzeichnung mit Kreide an der Wandtafel. Berechnungen über Lage und Größe der Sehnerveneintrittsstelle im Auge unter Zugrundelegung der Maße des schematischen Auges (Knotenpunktabstand von der Netzhaut 17 mm).

3. Herstellung von *Farbenmischungen* am Farbenkreisel.

Was versteht man physiologisch unter Farbenmischung? Wodurch unterscheidet sie sich von der Farbenmischung der Maler? —

Bei Benutzung des Farbenkreisels muß beachtet werden, daß die Papiere richtig ineinandergesteckt werden (freier Rand links) und daß sie von einer ungeschlitzten Kartonscheibe hinterlegt sind. Die Papiere müssen ferner gut zentriert werden (Benutzung der Fingerkuppe), so daß sie nicht von der Feststellschraube zerdrückt werden. Bei Verstellung der Papiere gegeneinander wird die Schraube nur wenig gelockert, damit die Papiere nicht von der Nabe heruntergleiten. Kreisel im Sinne des Uhrzeigers drehen.

Es werden Mischungen hergestellt von: I. Rot und Gelb, verglichen mit Orange. II. Rot und Grün, verglichen mit Orange oder Gelb. III. Gelb und Blau, verglichen mit Grau (aus Schwarz und Weiß). IV. Rot, Grün und Blau, verglichen mit Grau. V. Rot und Blau.

2. Berechnung von *Komplementärfarben* aus den Farbengleichungen. Vergleich mit den durch Nachbildmethode erhaltenen Komplementärfarben. Erhielt man die Gleichung a Grad Rot $+ b$ Grad Grün $+ c$ Grad Blau $=$ Weiß, so ergibt die Mischung $\dfrac{a \cdot 360}{a+b}$ Grad Rot $+ \dfrac{b \cdot 360}{a+b}$ Grad Grün die Komplementärfarbe (Gegenfarbe) von Blau. Blickt man einige Sekunden auf das blaue Papier für sich, und wendet man dann den Blick auf eine graue Fläche, so erhält man ein Nachbild, dessen Färbung der der letztgenannten Mischung gleich ist.

3. Bestimmung der *Verschmelzungsfrequenz* für Helladaptation mit Schwarz- und Weiß-Sektoren (je 180°). Es wird bei guter Beleuchtung die Umdrehungsfrequenz der Triebscheibe und daraus unter Berücksichtigung des Übersetzungsverhältnisses des Farbenkreisels die Reizfrequenz ermittelt, bei welcher das bei niederer Frequenz sichtbare Flimmern eben verschwindet.

4. Herstellung von Farbengleichungen an den besonders zu besprechenden *Spektralapparaten*. Anomaloskop von NAGEL und Farbenmischapparat nach v. KRIES-W. T. Von besonderer Bedeutung ist die Gleichung 670 $\mu\mu + 535\ \mu\mu = 589\ \mu\mu$. Diese Wellenlängen entsprechen den Linien von *Li*, *Tl* und *Na*, die für sich rot, grün und gelb aussehen.

Erläuterung der *Farbentafel* (Abb. 26) als Hilfe der Übersicht über Tatsachen.

5. Praktische *Untersuchung* auf *abweichenden Farbensinn* mit Farbtafeln (ISHIHARA, STILLING), mit dem Farbfleckverfahren von W. T., am Signalfarbenapparat, sowie am Anomaloskop. Formen der Farbenfehlsichtigkeit.

6. *Ergänzende Beobachtungen:*

a) Bestimmung der „*Tageswerte*" von Farbenpapieren (scheinbare Helligkeit) durch Vergleich mit Graumischungen oder Graupapieren, bei Beobachtung in der Peripherie der Netzhaut.

b) *Gesichtsfeldgrenzen* für *Farben*. Es werden nach ENGELKING kleine farbige Papierscheiben (rot, gelb, grün, blau) verwendet, die auf etwas größerer grauer Scheibe aufgeklebt sind. Alle Papiere haben gleiche Tageswerte (sind „peripheriegleich") und gleiche Helligkeit, wie die graue Unterlage. Die Vp gibt an, bei welcher

72   Dunkeladaptation.

Grenze gegen die Netzhautperipherie hin die Farbe von der grauen Unterlage nicht mehr unterschieden werden kann.

28. Praktikum.
Dunkeladaptation.

1. Bestimmung des *Adaptationsverlaufes*. Das Adaptometer bietet dem Beobachter ein weißes Feld dar, über dem sich ein roter Fixierpunkt befindet. Das Feld wird von einem Lämpchen beleuchtet, in dessen Zuleitung sich ein Vorschaltwiderstand befindet. Ferner ist vor dem Lämpchen drehbar ein grauer Rundkeil zur weiteren Abstufung der Helligkeit angebracht. Der Beobachter versetzt sein

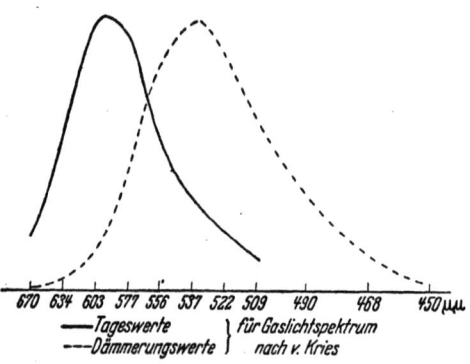

Abb. 27. Helligkeitswerte des Spektrums im Tagessehen und Dämmerungssehen.

Auge zunächst durch Anblicken einer hellbeleuchteten weißen Fläche (60-Watt-Lampe, 30 cm über der Fläche) in Helladaptation und stellt dann im Dunkeln bei Nullstellung des Rundkeils die Anfangsschwelle des Lichts mit dem Vorschaltwiderstand ein. Alle Minuten wird der Schwellenwert mit Hilfe des Rundkeils neu eingestellt und die Lichtschwächung abgelesen. Sie ist der Empfindlichkeitssteigerung proportional. Alle Gruppen müssen zur gleichen Zeit beobachten. Wenn die Höchstverdunklung durch den Graukeil erreicht ist, kann ein Grauglas vorgeschoben werden, welches das Licht auf $^1/_{10}$ schwächt, so daß die Versuche einige Zeit fortgesetzt werden können. Die abgelesenen Zahlen sind jetzt mit 10 zu multiplizieren. Die Keilstellungen werden mit roten Lämpchen abgelesen. Aufschrift einer Tabelle über die Versuchsergebnisse aller Gruppen an die Tafel. Zeichnung einer Kurve des Adaptationsverlaufs für alle untersuchten Versuchspersonen.

Statt des fortlaufend verdunkelnden Rundkeiles kann man das Gerät auch mit stufenweise verdunkelnden Blendscheiben, deren Lochgröße bekannt ist, ausstatten. Es wird dann die Zeit bestimmt, nach welcher das Prüffeld bei den zunehmend lichtschwächeren Beleuchtungsstufen eben erkannt wird.

2. In einem weiteren Versuch wird bei je einer Versuchsperson jeder Gruppe die *Anfangsschwelle* nur mit Benutzung des Rundkeils festgestellt. Bei genau gleicher Helligkeit der Helladaptationsflächen und gleicher Zeitdauer der Helladaptation wird (bei ausgeschaltetem Vorschaltwiderstand des Lämpchens!) sogleich nach Beginn der Dunkelheit der Schwellenwert durch Drehung des Rundkeils eingestellt. Die erhaltenen Werte werden miteinander verglichen.

3. Es wird festgestellt, ob die bei vorgeschrittener Adaptation bei Betrachtung mit nur *einem Auge* ermittelte *Schwelle* die gleiche ist wie bei *beidäugiger* Betrachtung.

4. Bestimmung der *Dämmerungswerte* von Pigmentpapieren mit dem Farbenkreisel. Eine bunte Scheibe wird auf dem Farbenkreisel als Innenfeld angeordnet und bei sehr schwachem Licht mit einer Schwarz-Weiß-Mischung, die im Außenfeld angeordnet ist, auf Gleichheit eingestellt. Ablesung des Weiß-Sektors in Graden. Ausführung für Rot, Orange, Gelb, Grün, Blau. Vergleich mit den im vorigen Praktikum erhaltenen Tageswerten. —

Was ist das PURKINJEsche Phänomen? Herleitung aus Abb. 27.

5. Versuche über das *foveale Verschwinden* lichtschwacher Objekte. Betrachtung von weißen Papierscheibchen bei schwacher für die Fovea unterschwelliger Beleuchtung. Es wird der Abstand ermittelt, bei welchem das in der Nähe sichtbare Objekt eben verschwindet. Ausrechnung der Winkelgröße des Netzhautbildes. Nur das völlig in der Fovea abgebildete lichtschwache Objekt wird nicht gesehen. Die berechnete Bildgröße (etwa 1° Winkelgröße) entspricht also etwa der Fovea centralis.

6. Bestimmung der *Verschmelzungsfrequenz* für das dunkeladaptierte Auge und schwaches Licht, Vergleich mit den am Hellauge gefundenen Werten. Gleiches Verfahren, wie im 27. Praktikum unter 3.

7. Feststellung des Adaptationswertes der *roten Adaptationsbrille* für Zwecke des *Röntgenarztes*. Nach guter Helladaptation durch Anblicken einer halbkugelförmigen Adaptationsfläche setzt man die Adaptationsbrille auf und bleibt fünf Minuten weiterhin im Hellen. Nach nochmaliger Betrachtung der Helladaptationsfläche durch die Brille verdunkelt man, nimmt die Brille ab, und stellt am Adaptometer fest, welche Empfindlichkeitssteigerung man

mit Hilfe der Brille erhalten hat. Die Messung wird möglichst sofort nach der Verdunkelung vorgenommen. Feststellen, welchem Zeitpunkt des unter 2. ausgeführten Versuchs die hier erreichte Empfindlichkeit entspricht. —

Zu welchem Zweck benutzt der Röntgenologe die Adaptationsbrille?

29. Praktikum.
Binokulares Sehen.

1. Messung des *Augenabstandes*. Hierfür sind verschiedene Methoden zu verwenden und in ihren Ergebnissen zu vergleichen. Am einfachsten ist die Bestimmung mit Lineal und Spiegel: Lineal

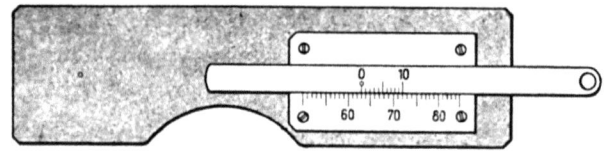

Abb. 28. Gerät zur subjektiven Messung des Augenabstandes, mit Noniusablesung.

über den Nasenrücken halten, Betrachtung der eigenen Pupille im Spiegel; Ablesung erst der rechten, dann der linken Pupillenmitte am Maßstab im Spiegelbild. Das Prinzip weiterer Verfahren besteht darin, daß die auf sich entsprechende Netzhautpunkte (besonders die Foveae) fallenden Bilder als *ein* Gegenstand wahrgenommen werden, auch wenn in der Tat zwei Gegenstände vorliegen. Bei Blick in die Ferne hält man zwei Stecknadeln, die an einem Maßstab verschieblich sind, in etwa 50 cm Entfernung vor die Augen und stellt sie in ihrem gegenseitigen Abstand so ein, daß statt vier Nadelspitzen nur drei gesehen werden. Erklärung durch besondere Zeichnung. Genauer ist die Verwendung eines kleinen Gerätes (Abb. 28) mit feinen in einen Metallschieber gebohrten Löchern, die man nahe vor die in die Ferne blickenden Augen hält. Der Lochabstand ist so einzustellen, daß die beiden Wahrnehmungen der Löcher zusammenfallen und der ferne Gegenstand (etwa Blitzableiterspitze) in der Mitte des einheitlich wahrgenommenen Loches erscheint. Mehrere Einstellungen nacheinander ausführen, Noniusablesung, Berechnung des Mittelwerts. —

Was lehrt dieser Versuch über die Gesetze der Raumwahrnehmung?

Binokulares Sehen. 75

2. Beobachtung über *binokulare Doppelbilder* (besser: binokulares Doppelwahrnehmen eines Gegenstandes) mit bunten Stäben. Zwei Stäbe werden in Tiefenrichtung etwa 25 und 50 cm vom Auge entfernt gehalten. Es ist bald der fernere, bald der nähere Stab anzublicken. Nach deutlicher Wahrnehmung der Doppelbilder des nicht fixierten Stabes ist festzustellen, welches der Doppelbilder (Sehdinge) bei Verdecken des rechten oder linken Auges verschwindet. Anfertigung schematischer Zeichnungen für gleichseitige und gekreuzte Doppelbilder (nach Abb. 29), Zurückführung der Doppelwahrnehmung auf die Bildlage im fiktiven Mittelauge A_m. — Was ist Tiefenrichtung? Was ist der Unterschied von „Ding" und „Sehding"?

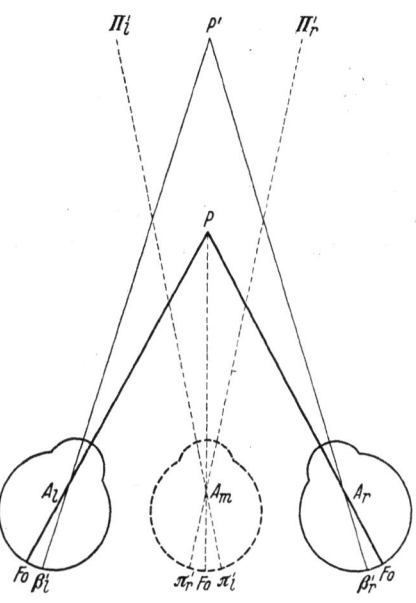

Abb. 29. Verlegung der Netzhautbilder beider Augen bei Anblicken des Punktes P in das fiktive Mittelauge. Herleitung der Doppelwahrnehmung des nicht angeblickten ferneren Punktes P'. Man zeichne in entsprechender Weise den Fall, daß P' angeblickt und P zweifach wahrgenommen wird.

3. Beobachtungen über stereoskopisches Sehen auf Grund der Verschiedenheit der *beidäugigen Perspektive* eines Gegenstandes (vgl. Abb. 30). Es wird für jedes Auge die Projektion eines Drahtkörpers durch einfaches Nachzeichnen auf eine schwarze Tafel entworfen, und zwar für das rechte Auge mit roter, für das linke mit blauer Kreide; der Kopf stützt sich an einen Kopfhalter, der Drahtkörper steht etwa 30 cm, die Tafel etwa 50 cm von den Augen entfernt. Betrachtung der Zeichnung durch eine rechts rote, links blaue Brille. Beobachtung der entstehenden räumlichen Wahrnehmung („räumliches Sehding"), „Betastung" des Raumbildes mit einem Zirkel, Prinzip der unmittelbaren Raumbildmessung. Bei dieser Betrachtung müssen die Augen so stehen, wie sie bei Herstellung der Zeichnung standen. Es ist also vor der Betrachtung nur der Drahtkörper zu entfernen, der Kopf bleibt in der gleichen Stellung, wie beim Entwerfen der Zeichnung.

76 Binokulares Sehen.

4. Bestimmungen der *Genauigkeit der Tiefenwahrnehmung* mit HELMHOLTZS Dreistäbchenmethode. Zwischen zwei frontal aufgestellten Stäbchen ist ein drittes verschieblich. Es wird vom Versuchsleiter (*Vl*) ein Tiefenabstand eingestellt und vom Beobachter angegeben, ob der Mittelstab vor oder hinter den Seitenstäben erscheint. Der kleinste Tiefenabstand *d*, welcher aus der Entfernung *E* (6, wenn möglich 10 m) erkannt wird, dient zur Berechnung der Tiefenwahrnehmungsschärfe. Der Versuch wird so ausgeführt, daß der *Vl* bei für den Beobachter zunächst verdeckter Versuchsanordnung den Mittelstab in ganz unregelmäßiger Folge bald vor, bald hinter die Seitenstäbe einstellt und die Abstände ebenfalls unregelmäßig zwischen 0 und etwa 60 mm ändert. Es bedeutet d_z

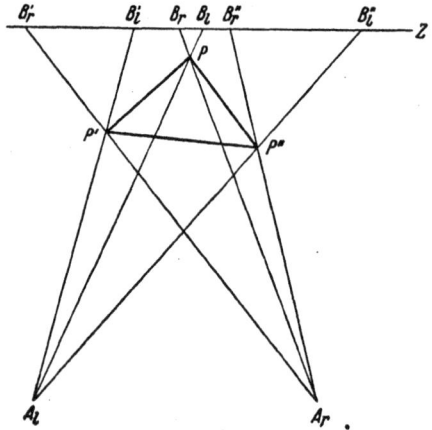

Abb. 30. Beidäugige perspektivische Projektion eines Gegenstandes $P\ P'\ P''$ auf die Zeichenebene Z von den beiden Zentralpunkten der Augen A_l und A_r aus.

den Abstand, um den der Mittelstab weiter zurück (vom Beobachter aus gesehen) eingestellt ist, d_v entsprechend weiter vor, als die Mittelstäbe. Es wird nun ermittelt, bei welcher Größe von d_z bzw. d_v der Abstand noch sicher richtig erkannt wird, nicht dem absoluten Betrag nach, sondern nach der relativen Lage „vor" oder „zurück". Man kann jetzt die weitere Berechnung mit dem arithmetischen Mittel von d_z und d_v, welche d heiße, vornehmen.

Dieses d wird zur Berechnung des *Winkels* verwendet, welcher das *Maß der Tiefenwahrnehmungsschärfe* darstellt. Die Formel zur

Berechnung ist bei Abb. 31 abgeleitet. Zur Vereinfachung ist an Stelle der feststehenden seitlichen Stäbe ein einziger Stab gezeichnet. (Die Ausführung mit zwei Stäben ist nur technisch, nicht grundsätzlich vorzuziehen.)

5. *Erweiterung des Augenabstandes* (der Betrachtungsbasis b),

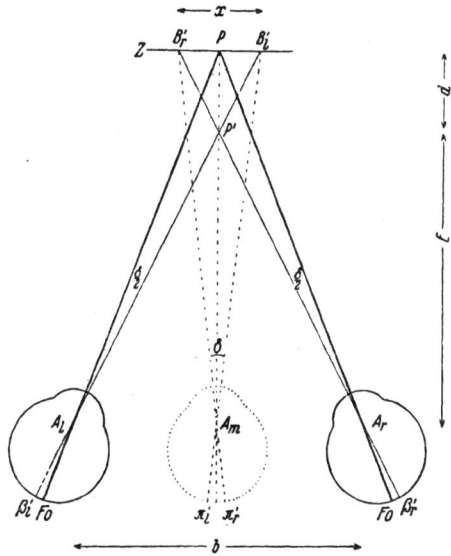

Abb. 31. Helmholtzscher Dreistäbchenversuch zur Messung der Tiefenwahrnehmungsschärfe. Ausgezogen: der tatsächliche Strahlengang. Gestrichelt: Übertragung dieses Strahlengangs auf das fiktive Mittelauge (Doppelauge). Der Winkel $\delta \left(= \dfrac{x}{E}\right)$ ist das Maß der Tiefenwahrnehmungsschärfe. x ist die beidäugige Projektion von d (der eben noch wahrgenommene Tiefenabstand PP') auf die Ebene Z. Hierbei ist $x = d \cdot \dfrac{b}{E}$, also $\delta = \dfrac{d \cdot b}{E^2}$.

nach HELMHOLTZs Verfahren. Es ist in Abb. 32 dargestellt. Man blickt auf zwei zueinander rechtwinklig stehende mittlere Spiegel Sp_m, deren jedem ein etwas größerer seitlicher Spiegel Sp_s in einigem Abstand entgegensteht. Die beiden seitlichen Spiegel sind drehbar und werden so eingestellt, daß man bei Einblick in die mittleren Spiegel einen etwa 60 cm entfernt aufgestellten Gegenstand sieht und in vermehrter Tiefenerstreckung wahrnimmt. Man blicke auf den Gegenstand abwechselnd durch die Spiegel und über die mittleren Spiegel hinweg. Man benutzt also abwechselnd die gewöhnliche Betrachtungsbasis des Augenabstandes b und die vergrößerte Betrachtungsbasis b'. Die Augen

Gehörssinn. Stimme. Vestibularapparat.

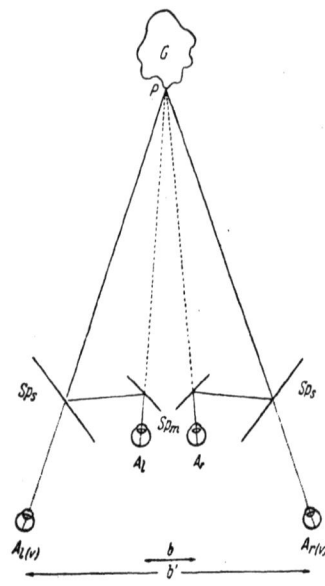

Abb. 32. Schema für die Erweiterung des Augenabstandes („Telestereoskop", HELMHOLTZ). A_r und A_l die beiden Augen. b der Augenabstand. Sp_m die mittleren Spiegel, Sp_s die seitlichen Spiegel. P ein Punkt des betrachteten Gegenstandes. $A_{r(v)}$ und $A_{l(v)}$ die virtuellen Spiegelbilder des r. und l. Auges. b' die erweiterte Betrachtungsbasis, also der Abstand, auf den die Augen gewissermaßen zur Seite verlagert sind. (Daß die Augen auch etwas nach rückwärts verlagert werden, spielt praktisch keine Rolle, da der Betrag im Vergleich zur Entfernung des betrachteten Gegenstandes, welche in der Abb. aus Raumgründen zu klein gezeichnet wurde, nur gering ist.)

sind gewissermaßen dahin verlegt, wo die durch je zwei Spiegel entworfenen virtuellen Bilder der tatsächlichen Augen liegen. HELMHOLTZ nannte dieses Verfahren Telestereoskopie. — In welchen neueren Geräten ist die Augenabstanderweiterung angewendet? Was kommt bei diesen zu den Spiegeln (bzw. spiegelnden Prismenflächen) noch hinzu?

6. *Raumwahrnehmung* mit Hilfe von *Nachbildern*. Im Dunkelraum wird der sehr hell beleuchtete Drahtwürfel unter gutem Fixieren einer Ecke einige Sekunden betrachtet. Diese Fixierstellung ist nach Ausschaltung der Beleuchtung und nach Wegnahme des Würfels beizubehalten (Hilfe durch ein kleines rotes Fixierpünktchen). Man hat nun eine *räumliche* Wahrnehmung des Würfels und kann durch Messung zeigen, daß das räumliche Sehding Würfel dem Ding Würfel genau gleich ist. Tiefenwahrnehmung entsteht immer, wenn Netzhautbildparallaxe vorliegt, gleichgültig, wie diese zustandekommt.

30. Praktikum.
Gehörssinn. Stimme. Vestibularapparat.

A. Gehörssinn.

1. *Beobachtungen an Stimmgabeln.* a) An Stimmgabeln von verschiedener Tonhöhe (Frequenz) werden an der einen Zinke kleine Schreibfedern (Papierstreif mit abgebogener Spitze) angeklebt und die *Schwingungen* auf schnell laufender Trommel *aufgeschrieben*, gleichzeitig mit den Schwingungen einer elektrisch

betriebenen Gabel von 100 Schwingungen in der Sekunde. Ausmessung der Frequenz.

b) Beobachtung von *Schwebungen* mittels zweier Stimmgabeln von gleicher Tonhöhe, an deren einer ein Laufgewicht verschoben werden kann, welches die Tonhöhe verändert. — Wovon hängt die Anzahl der Schwebungen in der Sekunde ab? Wie sind die Schwebungen zu erklären?

2. *Klanganalyse.* a) *Objektive* Darstellung der Schallzusammensetzung am KÖNIGschen *Klanganalysator:* HELMHOLTZsche *Resonatoren* übertragen ihre Schwingungen auf einen Gasraum, von dem aus kleine im Drehspiegel zu betrachtende Flammen gespeist werden. Man verwendet zuerst die den Resonatoren entsprechenden Stimmgabeln c, c', g', c'', hält sie nach Anschlagen dicht an den Resonator und beobachtet die Klangverstärkung und das Mitschwingen. Sodann führt man die Zungenpfeife c (mit Druckluft angeblasen) dicht an die Resonatoren und beobachtet das Mitschwingen der Flammen.

b) *Subjektive* Methode des Heraushörens von *Obertönen* aus dem Klang einer tiefen *Zungenpfeife* (Ton c, Frequenz 132) des KOHLschen Apparats mit Anwendung der HELMHOLTZschen *Resonatoren*. Der Resonator wird abwechselnd mit seinem Ansatz in den Gehörgang gesteckt und ein wenig herausgezogen. Die Resonatoren entsprechen den Tönen c, g, c', e', g', c''.

3. *Versuche über Schallzuleitung.* a) Versuch über *Kopfknochenleitung* (WEBERS Versuch). Es wird eine Stimmgabel A (Frequenz 100) angeschlagen und mit dem Stiel dem Schädeldach in der Mitte aufgesetzt. Die Vp hat anzugeben, an welchem Ort im Schädel sie den Ton wahrnimmt, ob in der Mitte, oder nach rechts oder links verlagert, sowie in welchem Ohr der Ton lauter klingt. Bei Mittelohrerkrankungen ist der Ton nach der erkrankten Seite hin verlagert und im erkrankten Ohr lauter.

Ebenfalls tritt eine Verlagerung ein, wenn man diesen Versuch mit beiderseits gesundem Ohr so ausführt, daß man, während die schwingende Gabel dem Schädeldach aufgesetzt ist, den einen Gehörgang durch Andrücken des Tragus verschließt.

Dieser letztere Versuch ist auch in folgender Weise abgeändert auszuführen. Man summt mit tiefer Stimme ein m (stimmhafter Konsonant). Der Ton scheint aus der Mitte zu kommen und wird in beiden Ohren gleich stark gehört, wenn beide Ohren gesund sind. Nun verschließt man den einen Gehörgang durch Andrücken des Tragus: der Ton wandert zum verschlossenen Ohr und klingt dort lauter.

80 Gehörssinn. Stimme. Vestibularapparat.

b) *Vergleich von Luft- und Kopfknochenleitung* (RINNES Versuch). Es wird eine Stimmgabel a' (Frequenz 440) kräftig angeschlagen und mit dem Stiel auf den Warzenfortsatz gesetzt. Wenn die abklingenden Schwingungen unhörbar geworden sind, wird die Gabel dicht vor das eine Ohr gehalten (beide Zinken in gleichem Abstand vom Ohr) und festgestellt, wie lange die Gabel hier noch gehört wird (Auszählung der Sekunden). Im normalen Fall bedeutet z. B. „Rinne + 20 Sek", daß die Gabel vor dem Ohr 20 Sekunden länger hörbar ist, als vom Knochen aus. Bei Mittelohrerkrankungen wird hingegen die Gabel von der Luft aus nur kürzere Zeit gehört, als vom Knochen aus („RINNE—").

4. *Versuche über Hörgrenzen, Schallverstärkung, Unterschiedsempfindlichkeit.* a) Mit den BEZOLD-EDELMANNschen *Stimmgabeln*, mit den KÖNIGschen *Klangstäben* und dem STRUYCKENschen *Stridochord* wird die untere und die obere *Hörgrenze* bestimmt, und zwar zunächst mit *Luftzuleitung*. Sodann wird die obere Grenze mit *Knochenzuleitung* (Warzenfortsatz) bestimmt, unter Verwendung des Stridochordes. Bei diesem wird eine Stahlsaite durch Reiben mit terpentingetränktem Filz in Längsschwingungen versetzt, deren Höhe durch Änderung der Drahtlänge abgestuft wird. Die Klangstäbe werden durch Anklopfen mit einem kleinen Metallhammer in Längsschwingungen versetzt, von dem Klopfschall muß bei der Beobachtung abgesehen werden. Die Stimmgabeln lassen sich durch verschiebliche Laufgewichte in der Tonhöhe ändern.

Besprechung neuerer *elektro-akustischer Geräte* zur Tonerzeugung in verschiedener Höhe bei gleichbleibender Amplitude. —

Wann entstehen Tonempfindungen, wann Klangempfindungen? Was ist eine Tonlücke, was eine Toninsel? Was versteht man unter einer Hörfläche?

b) Feststellung der *verlängerten Hördauer* einer Stimmgabel c''' (Frequenz 1056) durch Benutzung der hinter dem Ohr gehaltenen *Hohlhand*, sowie von *Hörrohren*. Besprechung der neueren elektro-akustischen Geräte für Schwerhörige mit Schallzuleitung vom Gehörgang aus und vom Warzenfortsatz aus (Luft- bzw. Knochenleitung).

c) Prüfung der *Unterschiedsempfindlichkeit des Gehörs* für Töne von verschiedener Höhe an reinen, temperierten und pythagoräischen Intervallen des KOHLschen Zungenpfeifenapparates. Die um nur wenige Schwingungen auseinanderliegenden Töne werden schnell nacheinander angeblasen. Die Vp hat anzugeben, ob der erste oder der zweite Ton höher war. Daß die Tonhöhe verschieden ist, kann dann leicht bei gleichzeitigem Anblasen an den

Schwebungen festgestellt werden, deren Anzahl je Sekunde auszuzählen ist. Vergleich mit den Angaben des Apparats.

5. *Versuche über Schallrichtungswahrnehmung.* Der Kopf der Versuchsperson befindet sich in der Mitte eines Kreisbogengestells, welches die drei Hauptebenen angibt und Winkelablesung ermöglicht. An verschiedene Punkte der Kreisbögen wird bei geschlossenen Augen der Versuchsperson eine durch Schlauch angeblasene Pfeife gehalten und die Aufgabe gestellt, die Pfeife mit dem Finger zu treffen. Es wird festgestellt, um welchen Winkelbetrag die Angaben der Versuchsperson vom richtigen Wert abweichen. Systematische Untersuchung für die frontale, sagittale und horizontale Ebene des Raumes unter genauer Aufschrift der Versuchsergebnisse.

Der Nullpunkt des Koordinatensystems liegt im Kopf. Die Richtung nach hinten, links und unten wird mit —, die nach vorn, rechts und oben mit + bezeichnet. —

Worauf beruht die Schallrichtungswahrnehmung? Durch welche Einrichtung kann man ihre Leistung erhöhen?

B. Stimme.

1. *Vokalklanganalyse* mit Hilfe des KÖNIGschen Resonatorenapparats. Man singt kräftig auf die Tonhöhe der Sprechtonlage ganz in der Nähe der Resonatoren nacheinander die Vokale *a* und *o* und beobachtet im Drehspiegel an den Flammen die wechselnde Beteiligung der einzelnen Resonatoren am Schwingungsvorgang.

2. *Stimmfremitus.* a) *Abtasten* der Körperwandschwingungen. Man legt zunächst die Fingerkuppen auf die *Scheitelmitte* des eigenen Schädels und singt die Vokale der Reihe nach kräftig und in gleicher Stärke auf eine der gewöhnlichen Sprechtonlage entsprechende Tonhöhe. Feststellung, bei welchem Vokal die Wandschwingungen am stärksten sind. Wiederholung mit Auflegen der ganzen Hände auf beide Schädelseiten.

Ausführung des gleichen Versuchs mit Betasten der *Backen*, sowie der *Kehlkopfwand*, wiederum an sich selbst.

Sodann legt man sich die Handfläche auf die seitliche *Brustwand* und wiederholt den Versuch.

b) *Abhorchen* der Stimmschwingungen vom Rücken. Man legt sein Ohr dem Rücken der *Vp* seitlich der Mitte in Schulterblatthöhe fest an und verschließt sich das andere Ohr durch festes Andrücken der Hand. Die *Vp* spricht leise, aber stimmhaft, die einzelnen Vokale in unregelmäßiger Abwechslung. Der Beobachter spricht das nach, was er zu verstehen glaubt. Ein dritter schreibt die Angaben auf. Das normale luftgefüllte Lungengewebe löscht die kennzeichnenden Teilschwingungen der Vokale weitgehend aus. Mit Flüssigkeit gefüllte Lunge (Lungenentzündung) läßt die Schwingungen unverändert durch (Bronchophonie). — Wie ist die schalldämpfende Wirkung der normalen Lunge zu erklären?

C. Vestibularapparat.

1. Beobachtung der *kompensatorischen Stellungen und Bewegungen* bei Lageänderungen und Drehungen an *Kaninchen* (Fadenstückchen auf der kokainisierten Hornhaut), *Tauben* (Stellung des Kopfes bei verschiedenen dem Körper gegebenen Lagen, Nystagmus des Kopfes bei Kreisbewegungen) und *Fröschen* (Tier auf Brett unter Glocke; Neigung des Brettes, Drehbewegungen).

Feststellung des *eigenen Augennystagmus* bei langsamer Drehbewegung auf dem Drehstuhl (Augen schließen, Finger seitlich innen und außen von der Hornhaut auf die Lider auflegen).

2. *Nachbewegungen* nach stärkerem Drehen: Nachnystagmus auf dem Drehstuhl nach schnellen mehrfachen Umdrehungen an sich selbst beobachten. Fingermethode wie oben.

Wiederholung des Versuchs mit 10 Umdrehungen von je 2 Sekunden Periode. Feststellung der *Dauer des Nachnystagmus*, Vergleich des Befunds bei allen Teilnehmern.

3. Beobachtung des *Vorbeizeigens* bei Nachwirkung der Drehung. *Vorversuch:* der Vl hält der Vp, die mit offenen Augen vor ihm sitzt, beide Zeigefinger (etwa 30 cm gegenseitiger Abstand) in Schulterhöhe hin und fordert die Vp auf, auf die Finger mit den eigenen Fingern hinzuzeigen. Wiederholung des Zeigens bei geschlossenen Augen der Vp. *Hauptversuch:* Drei bis fünfmalige Umdrehung der Vp im Drehstuhl (wie oben), Anhalten in Stellung gegenüber des Vl, welcher die Finger unverändert hinhält. Die Vp schließt sofort nach Anhalten die Augen und führt wieder das Hinzeigen aus. Feststellung des Betrags und des Sinnes der Abweichung. Wiederholung nach Drehung in der entgegengesetzten Richtung.

31. Praktikum.
Hautsinne. Geruchssinn. Geschmackssinn.

A. *Tastsinn*.

1. Feststellung der *räumlichen Unterscheidungsfähigkeit* mit dem Zirkelversuch. Zwei Übungsteilnehmer arbeiten zusammen als Versuchsleiter und Versuchsperson. Der Vl setzt die beiden (etwas abgestumpften) Spitzen des geöffneten Zirkels *gleichzeitig* auf die Haut der Vp auf, welche die Augen geschlossen hält. Ge-

eignet ist die Haut der Beugeseite dicht proximal und distal von der Grenzlinie zwischen Hand und Unterarm. Die *Vp* gibt an, ob sie eine oder zwei Berührungen empfindet. Der Abstand der Zirkelspitzen wird variiert und das Ergebnis über die Unterscheidungsgrenze an verschiedenen Hautstellen aufgeschrieben. Die Versuche sind an Vorderarm und Hand (sowohl Streckseite wie Beugeseite) auszuführen.

Die Versuche werden sodann mit *nacheinander* erfolgendem Aufsetzen der Zirkelspitzen wiederholt.

2. Versuch über *Tastsinnestäuschung*, nach ARISTOTELES.

Der Mittelfinger wird über den Zeigefinger gelegt. Mit den sich jetzt gegenüberliegenden, ursprünglich äußeren Flächen der Fingerkuppen wird die eigene Nase betastet, oder ein runder Stativstab. — Worin besteht die Täuschung? Wie ist sie zu erklären?

3. *Unterschiedsempfindlichkeit für Belastung*. Auf Gewichtsstücke von 20 gr lassen sich kleine Scheiben von je 1 gr auflegen. Es ist festzustellen, welches höhere Gewicht mit Sicherheit von 20 gr unterschieden werden kann. Die *Vp* hält beide Hände frei mit den Innenflächen nach oben und schließt die Augen. Es werden nun auf symmetrische Stellen der Handflächen, oder auf die Zeigefingerkuppen, Gewichte aufgelegt und es wird festgestellt, welcher Gewichtsunterschied sicher erkannt wird. Man beginnt mit Gewichtsunterschieden von 5 und mehr Gramm, wechselt in unregelmäßiger Folge die Seite der stärkeren Belastung und nimmt zwischendurch auch beiderseits gleiche Belastungen vor. Die *Vp* hat anzugeben, ob die Belastung gleich oder verschieden ist, und auf welcher Seite das größere Gewicht liegt. Es können dabei kleine schnellende Bewegungen der Hand oder Finger zu Hilfe genommen werden, wobei die Trägheitswirkung der Gewichte mit ausgenutzt wird. Wenn die Angaben richtig ausfielen, wird zu zunehmend geringeren Gewichtsunterschieden übergegangen, so lange, bis die Angaben falsch werden. Der kleinste Gewichtsunterschied, bei welchem die Angaben noch in $9/_{10}$ der Fälle richtig waren, ist Maß der Unterschiedsempfindlichkeit.

B. *Temperatursinn*.

1. Prüfung der *Temperatur-Unterschiedsempfindlichkeit:* Wasser von 20° C wird verglichen mit etwas wärmerem sowie etwas kälterem Wasser. Es wird festgestellt, welcher objektiv meßbare Unterschied noch als Unterschied empfunden wird?

2. *Umstimmung:* Wasser von etwa 20° C wird mit beiden Händen geprüft, von denen die eine vorher in Wasser von 10° gehalten

wurde, die andere in Wasser von 30°. Es wird festgestellt, ob die Temperaturempfindung an beiden Händen gleich ist.

3. Beobachtung der *paradoxen Kaltempfindung*: Auf der Beugeseite des Unterarms wird, nach THUNBERG, eine Hautstelle durch einen unten geschlossenen Metallzylinder, der mit Wasser von 45° C gefüllt ist, während 2 Minuten erwärmt und sodann mit einem auf 65° C erhitzten Metallplättchen von passender Dicke (etwa 0,3 mm) berührt. Gegen die Erwartung tritt dabei *Kalt*empfindung auf.

C. *Schmerzsinn.*

Es wird geprüft, ob Druck mit spitzer Nadel an allen Stellen der Beugeseite des Unterarms schmerzhaft ist.

D. Aufsuchen von *Sinnespunkten* der Haut.

Auf der Beugeseite des Unterarms wird mittels Kautschukstempel ein Feld von 2×3 cm $= 6$ cm^2 abgegrenzt. In diesem Feld werden folgende Versuche ausgeführt:

1. Aufsuchen der *Druckpunkte* mit v. FREYschen Reizhaaren, Bezeichnung durch feine schwarze Tintenpunkte.

2. Aufsuchen der *Kalt-* und *Warmpunkte* mit stumpfspitzen Metallzylindern, die teils auf Zimmertemperatur (etwa 20° C) gehalten sind, teils in Wasser von 40° C erwärmt wurden (vor Benutzung abtrocknen!). Da die Temperatur der Hautoberfläche etwa 30° C beträgt, sind die beiden Temperaturreize annähernd gleich stark (Abhängigkeit der Reizstärke vom Temperaturunterschied). Die ermittelten Kaltpunkte werden mit roter, die Warmpunkte mit grüner Tinte bezeichnet.

3. Einzeichnung der ermittelten Sinnespunkte in ein *Zeichenschema* bei 5facher linearer Vergrößerung.

Es wird ermittelt, ob die Sinnespunkte zusammenfallen und wie groß die Dichte der der gleichen Empfindung zugeordneten Punkte ist.

E. *Geruchssinn.*

1. Ein erbsengroßes Stückchen Kampfer wird mit einer Pinzette dicht vor ein Nasenloch gehalten. Eine Geruchsempfindung tritt nur dann auf, wenn eine Luftbewegung im Nasenraum erfolgt (Schnüffeln), dagegen nicht bei vollkommen angehaltener Atmung.

2. Prüfung der *Geruchssinnesschärfe* mit dem *Olfaktometer* von ZWAARDEMAKER. Der Apparat besteht aus einem in das eine Nasenloch einzuführenden Rohr *I* (das andere Nasenloch wird bei der Versuchsausführung zugehalten), über welches ein weiteres Rohr *II* verschoben werden kann. Dieses ist innen mit Fließpapier

Hautsinne. Geruchssinn. Geschmackssinn.

ausgekleidet, welches mit einem Riechstoff getränkt wurde. Je weiter Rohr *II* zurückgeschoben wird, um so länger ist die zylindrische Geruchfläche, an welcher die Einatmungsluft vorbeistreicht, desto stärker ist also der Geruchreiz. Es wird die Strecke ermittelt und in Millimeter abgelesen, bei welcher der Geruch eben wahrgenommen werden kann. Es werden die Versuche nacheinander mit den Riechstoffen Kampfer, Geraniol, Eukalyptol, Buttersäure ausgeführt. Übersichtliche Aufschrift der für alle Teilnehmer gefundenen Werte.

F. *Geschmackssinn.*

1. *Schmeckprobe* mit Lösungen von Kochsalz (1%), Rohrzucker (2%), Weinsäure (0,1%), Chinin (0,002%), Proben *nicht* schlucken! Den Mund nach jeder Probe mit Wasser ausspülen.

2. Prüfung des Geschmacks von *Mischungen* dieser Lösungen.

3. Prüfung der *Zungenspitze* und des *Zungengrundes* mit den oben genannten Lösungen mit ganz kleinen nicht zu nassen Wattebäuschen, die in Pinzette gehalten werden. Jeder Bausch ist nur einmal zu benutzen. Zwei Teilnehmer machen den Versuch an sich gegenseitig.

4. Prüfung der *Schwellenempfindlichkeit* mit Kochsalzlösungen von 0,1, 0,2, 0,3, 0,4, 0,5% im Vergleich mit destilliertem Wasser. Die Versuchsperson muß in Unkenntnis bleiben, welche Lösung ihr gereicht wurde. Feststellung der schwächsten Salzlösung, welche sicher von Wasser unterschieden wird.

5. *Reizung* des *Geschmacksorgans* mit dem *konstanten Strom.* Reizeinrichtung dieselbe wie bei der Reizung motorischer Nerven am Menschen. Stromstärken nicht viel über 1 Milliampere anwenden. Die indifferente Elektrode wird unter das Kinn gehalten. Als differente Elektrode unpolarisierbare Wollfadenelektrode, deren Fadenende auf die Zungenspitze oder den Zungengrund gebracht wird. Zu achten ist auf die Verschiedenheit der Empfindung bei Anoden- und Kathodenwirkung.

Es kann auch bipolar mit zwei Wollfadenelektroden gereizt werden. Beobachtung des Empfindungsunterschiedes an beiden Stellen und seiner Umkehr bei Stromwendung.

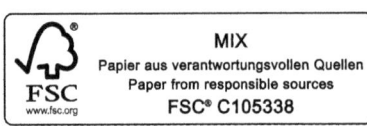

MIX
Papier aus verantwortungsvollen Quellen
Paper from responsible sources
FSC® C105338

If you have any concerns about our products,
you can contact us on
ProductSafety@springernature.com

In case Publisher is established outside the EU,
the EU authorized representative is:
**Springer Nature Customer Service Center GmbH
Europaplatz 3, 69115 Heidelberg, Germany**

Printed by Libri Plureos GmbH
in Hamburg, Germany